心身に優しく笑顔もよみがえる

最先端のがん免疫療法

プロローグ

どんながんでも諦めることはありません

「あなたの体にはがんがあります」

私がいくら医師だからといって、診察もしていないのにいきなりこんなことを言ったら驚くことでしょう。驚きを通り越して呆れてしまうかもしれません。

しかし、がんという病気は、ある日突然なるものではありません。

体の中に発生したがん細胞が、「症状」を伴って顕在化したり、検査で発見されたりした時、「がんに罹《かか》った」と表現するわけですが、細胞レベルでがんが発生してから腫瘍という塊として可視化できるようになるまでには、約10～20年とも言われる長い年月がかかります。

つまり、体の中にはがんと診断されるずっと前から「がん細胞があった」のです。

ですから、今この本を読んでいる皆さんの体内にも、がん細胞があるかもしれません。

そう考えると、がんは思っていたよりもずっと身近な病気に感じませんか？　現在、日本人のふたりにひとりががんに罹る時代ですが、私は潜在的な患者さんはもっと多いとみています。

だからといって「もし、もうがんに罹っていたらどうしよう……」と案ずる必要はありません。別の見方をすれば、「がんは、罹ったからといってただちに命を失う病気ではない」ということです。早期に発見し適切な治療を行えば治すことができる時代になりましたし、末期と宣告されても回復する事例も増えています。

したがって、考え方によっては、「治療にあたる期間は、自分をあらためて見つめ直す時間」にもなります。

今後の人生で何を大切にして、どう生きていったら良いか――がんをきっかけに、これまでの生活習慣やストレスが、自分の体にどのような影響を与えていたかを振り返る。一旦「人生をリセットする」感覚と言ったらいいでしょうか。

これは医師として、私が多くの患者さんと接する中で実感し、患者さんに伝えつづけていることです。

医学は日々進歩しており、がんは不治の病ではなくなりつつあります。寛解、あるいは完治して社会復帰している人も昔とは比べ物にならないほど多くなりました。

もし、今がんでも、または近い将来がんになっても恐れる必要はありません。

この本では、がん専門医として活動してきた私の経験を基に、現在最も注目されている最新がん治療である「コロイドヨード療法」と「免疫細胞BAK《バック》療法」（以下、BAK療法）を中心に、がんを取り巻く最新事情について紹介します。

どちらも従来のがん治療の常識を打ち破る成果を上げている治療法であり、また、患者さんがQOL（Quality of Life：生活の質）を保ったまま治療ができる、画期的な治療法です。

がんに対する対応は、「早期発見・早期治療」が肝心と言われます。実際そのとおりなのですが、治療を急ぐあまり、医師に提示された治療法を唯一のものと思い込み、十分に検討しないまま治療を始めてしまうケースも多いようです。

今日《こんにち》、がんにはさまざまな治療法があります。保険に入る時の「相見積もり」ではありませんが、多様な治療法を冷静に比較検討した上で、最も自分に合っていると思う治療法を選ぶことが肝心です。

また、がんを学ぶことで、どうしたらがんを遠ざける人生を送ることができるか、最新の遺伝子検査や再発予防策など、本当に有効な治療のヒントもたくさんお伝えできるよう努めました。

本書が現在がんの治療中の方はもちろん、患者さんを支えるご家族、ご友人の方々の参考になれば幸いです。

がんの効果的な治療を探している人、標準治療（手術、化学療法、放射線療法）と併用できるがん治療を探している人はもちろん、がんが進行してしまった人、がんが再発してしまった人……など、**どなたも決して諦めないでください。まだ間に合います。**

目次

第2章 コロイドヨード療法：心身の負担を軽減し今までの生活が送れるように……55

第5章 がんを予防する暮らしの整え方

本書で紹介した治療方法や生活習慣を実行した場合、
結果には個人差があります。
また、持病をお持ちの方、現在通院されている方は、
主治医と相談の上、実行してください。

第1章

がんはもう怖くない

Part 1

がんとは何か

まず、がんに関する基本的な知識についてお話ししたいと思います。

私たちが日頃「がん」と言っているものは、一体どのような病気なのでしょうか？

何が原因で発生し、どんなプロセスを経て私たちの命をおびやかすことになるのでしょうか？


人間の体には約60兆個もの細胞があると言われています。生まれた時は3兆個くらいなのですが、そこからどんどん細胞が分裂して増え、20歳頃に約60兆個まで成長していきます。

そして、歳を取るにしたがい、ピークだった60兆個から今度はだんだん減っていき、老齢になって最終的に細胞が38兆個くらいの数になると生物としての死を迎えると言われています。

私たちの体内では生まれてから死ぬまで、絶えず細胞分裂が繰り返されていますが、その過程において、何らかの原因で不完全な細胞が生まれてしまうことがあります。それががんです。

端的に言えば、**がんは「細胞分裂時のエラー」が生んだ、細胞の不良品です**。

体を工場にたとえるとわかりやすいのですが、大量の工業製品を生産する中で、稀《まれ》に不良品が発生するのと、がん細胞の発生は似ています。

工業製品であれば検品の時にはねてしまえば良いわけですが、細胞にもこの検品のようなシステムである「アポトーシス（細胞死）」があり、不良な細胞は自滅して淘汰される仕組みになっています。

ただ、このシステムは健康な時にはうまく働くのですが、さまざまな条件により、うまく作動しないことがあります。

淘汰を免れた不良な細胞は、不完全な状態のまま分裂を繰り返し、不良な細胞が分裂増大して腫瘍という塊になっていくのです。

Part 2

がんはなぜできる？

がん細胞が「細胞分裂時のエラー」によって発生してしまうことをご理解いただけたと思いますが、では、そのエラーはなぜ起こるのでしょうか？

これも工場にたとえるとわかりやすいのですが、機械も新品のうちはうまく作動しますが、稼動して何年も経つと次第に部品が摩耗してきたり、故障しはじめたりします。そうならないように工場では定期的に部品の交換をするなど機械のメンテナンスをします。ところが、メンテナンスをしないで放置すると、機械には動作ムラなどの不具合が起こり、不良品が発生するようになってしまいます。

このような「施設の経年劣化」が、人間でいう「老化」です。がん細胞は年齢が上がるほどに発生率が上がります。

先ほど述べた「アポトーシス」のシステムがうまく働かなくなることも原因のひとつですが、それ以上に、**「心身に負担をかける生活」によって我々自身が体の働きを悪くしているることが大きながん細胞の発生原因です。**

私が「**がんは『究極の生活習慣病』である**」と主張する理由は、現在ではがんになる原因はある程度解明されており、生活を整えれば、かなりの確率でがんを防いだり、治療したりすることができるからです。次で詳しく説明しましょう。

がんの原因

がんは必ずしも単独の理由によって発生するものではなく、複数の要因が重なり合ってできるものと考えられています。

最も大きなリスクのひとつが「喫煙」です。たばこが体におよぼす害は深刻なもので、がん以外にも肺気腫や気管支炎などの肺疾患、心筋梗塞や狭心症などの心疾患を引き起こします。がんにおいても喫煙の習慣のある人は罹りやすいということが証明されており、特に肺がん、食道がん、喉頭がんの発症リスクが跳ね上がります。ただ、現代の日本人の喫煙率はすでに30％を切っており、成人男性の8割が喫煙者だった昭和40年代と比べると喫煙者が激減していますから、たばこが引き起こすがんは今後減少していくことでしょう。

「食事の質の悪化」「栄養の偏り」「過度な飲酒」「睡眠不足」「運動不足」「ストレス」もがんの原因になります。**この中で私が最も危惧しているのは、現代人の「食事」と「ストレス」です。**

まず食事。「体は食べ物でできている」とよく言われます。まさしくそのとおりで、質の良い食べ物を食べた人の体は健康になり、質の悪い食べ物を食べた人の体は不健康になります。古今東西この原理に変わりはなく、「食生活こそが健康管理の基本である」と断言できます。

日々の忙しさにかまけて、ついつい食事をおざなりにしていないでしょうか？「すぐに食べられるもの」「空腹を満たすもの」であればなんでもいいと、食品の質や栄養のことは考えずに好きなものを好きなだけ食べていませんか？

販売されているお弁当や総菜、お菓子、ジュースなど、添加物の多い食品を日常的に食べたり、塩分や糖分などを摂り過ぎたりするとがんのリスクは上昇します。栄養バランスや体への影響を考えることなく欲望のままに食事を摂ることは、その時は満足するかもしれませんが、体には確実に悪影響がおよびますし、万病の元である肥満になる危険性も高まります。

実際、肥満傾向の人はがんになりやすいのです。一方、痩せ過ぎの人もがんになりやすいというデータがありますので、体型に関しては中肉中背を保ちたいものです。

肥満度は、BMI（Body Mass Index：肥満度を表す体格指数）を使って測定するのが一般的です。BMIは、体重（kg）を身長（m）の2乗で割った値で求めます。WHO（世界保健機関）では、18・5から25までを普通体重と定めています。

また、栄養の偏りは、低体温や自律神経の失調など、体の機能不全を引き起こします。

「うちはがん家系だから、いつかがんになると思う」などと諦めている方がたくさんいらっしゃいますが、遺伝的な要因で引き起こされるがんというのは、実際はそれほど多くはありません。むしろ、環境により引き起こされるものが大半です。

例えば、濃い味付けの家庭で育ってきた人は、塩分を摂りすぎる傾向にあります。親が太っていると子どもも太っていることが多いのですが、それは「肥満の家系」というよりも、その家庭の食習慣が受け継がれていることに起因しています。

無意識にしている体に悪い習慣が蓄積することで、がんを発症しやすい体質になってしまうわけです。私が「がんは『究極の生活習慣病』である」と主張する意味が、理解していただけると思います。

●がんになりやすい性格となりにくい性格

「性格」もまた大きながんの発生要素です。「ストレス」はがん発症の大きな引き金になりますが、同じストレスを受けていても、性格によって心身に影響する人としない人がいます。

あるがん患者さんたちを対象にした調査では、「ストレスがあることを自覚している」と答える人の罹患率《りかん》が高かったのですが、それは「ストレスがある」ことよりも、**「ストレスを感じやすい」人ががんになりやすい**ことを示しています。

くよくよしがちだったり、ちょっとしたことでイライラしてしまったり、ものごとをいつも否定的に捉えてしまったりする性格の人はがんになりやすいと言えます。

だからといって性格を急に変えることはできません。性格を整えていくことも大切ですが、それよりも、自分がストレスを感じている原因をまず解決するのが現実的です。例えば、仕事や人間関係に問題があるのであれば、そこから離れることも一案です。心身に影響するようなストレスを抱えている人は、生活を見直す必要があります。

反対に、大らかで朗らかな性格の人が、がんになりにくいのはなぜでしょうか?

それは心身を安定させることが免疫細胞の活性化につながるからです。昔からよく「笑う門には福来たる」と言いますが、まったくそのとおりです。

快活な気分で過ごすと、全身をパトロールしながらがん細胞やウイルス感染細胞などを攻撃して殺すNK細胞(ナチュラルキラー Natural Killer 細胞)が活性化し、がんや感染症に対する自衛システムがよく働くようになるのです。

Part 3

がんはどのように進行するのか

細胞レベルで発生したがんは、ただちに悪さをするわけではありません。ですから、体内にがん細胞を持っている人でも、しばらくは自覚症状がないままに過ごしていくことになります。

ところが、人間が本来持っている免疫システムで淘汰されなかったがん細胞は、それ自体が分裂を繰り返し、自分の仲間を増やしていきます。その分裂～増殖の過程でがんは次第に腫瘍化して、正常な細胞を侵食するようになるわけです。一般に、**がん発生から腫瘍化するまでには10年から20年くらいの歳月がかかる**と言われていますから、がんの進度は意外にゆっくりしたものであると言ってもいいでしょう。

この段階に来ると、腫瘍は目視可能になりますから、レントゲンや内視鏡などの検査で見つかるようになります。

がんとは言い切れないけれども将来がんになる可能性がある症状が見られることがあり

ます。「前がん状態」と言うのですが、例えば「大腸ポリープ」は大腸がん、「肝硬変」は肝臓がん、「子宮頸部異形成」は子宮がん、「胃粘膜の異形上皮」は胃がん、「皮膚の日光角化症」は皮膚がんになる前の状態と言われています。これらが認められた段階で対策を講じると、後々深刻な事態にならずに済みます。

がんの種類によって病像や症状は異なりますが、腫瘍が目視できるようになる頃から徐々に体に変調を感じる（自覚症状を認める）ようになります。ただし、膵臓《すいぞう》がんや大腸がんなど、かなり進行するまで自覚症状が認められない場合もあります。

腫瘍化したがんは、最初は臓器の比較的浅い部分（粘膜層）にありますが、大きくなるとどんどん臓器の深部（筋層や臓器の外）にまで広がって、体のあちらこちらに「転移」をするようになります。**転移が起こる状態になると、がんは分裂・増殖のスピードが圧倒的に速くなり、治療をしないと加速度的に状態が悪くなっていきます。**リンパ節に転移した場合、リンパ液は体全体を巡っていますから全身にがんが広がってしまいます。肺や骨に転移した場合は、痛みが強く出ます。最後は、多臓器不全（生命維持に必要な複数の臓器の機能が障害された状態）という全身が悪い状態になり、命を失うのです。

2018年に亡くなった女優の樹木希林さんは、ご自身のがんを「全身がん」と表現されていましたが、医学用語に「全身がん」というがんはありません。彼女の場合は、最初にできたがんが体のさまざまな臓器に転移して、結果的に全身にがんがある状態になってしまいました。

進行したがんに対する治療は、単に延命するだけの治療ではなく、「最後までその人らしい生活ができる」治療かどうかがとても大切な治療選択のポイントになります。その点、希林さんは亡くなる直前まで女優活動をつづけ、充実した生活を送っていたようですので、適切な治療を選択したと言えるでしょう。

今日では、このように**「がんを治す」ことだけにこだわるのではなく、「がんと共生する」という考え方も少しずつ浸透してきています。**

以前なら、全身に転移した状態では「手の施しようがない」と、積極的な治療ができませんでしたが、現在では最後までＱＯＬを保ちながら、治療をつづけられる方法があります。くわしくは第２章、第３章でお話しします。

がんの進行を表す「ステージ」

がんの進行度は、「ステージ（病期）」で表現します。

「ステージⅠで発見できたのは幸いだった」とか、「ステージⅣになると治癒率は低下する」という言い方をお聞きになったことがあるかもしれません。

ただ、どのステージがどのような状態を示すのか、その定義までご存知の方は意外に少ないのではないでしょうか？

がんは進行度によって、ステージ0（0期）・ステージⅠ（1期）・ステージⅡ（2期）・ステージⅢ（3期）・ステージⅣ（4期）の5つに分類されます。0期に近いほどがんが小さくとどまっている状態（早期のがん）、4期に近いほどがんが広がっている状態（進行したがん）です。すなわち、ステージは、がんが体の一部分にとどまっているか、広い範囲に広がっているかの「目安」になります。

ステージを判定するにあたっては、次の3つの因子が用いられます。

・T因子　——　腫瘍の大きさや広がり（Tumor）

・N因子 ―― 周囲のリンパ節への転移の有無（Nodes）
・M因子 ―― 他臓器への転移の有無（Metastasis）

これら3つの要素の組み合わせによって判定されます。各要素の頭文字から「TNM分類」と呼ばれ、がんになった患者さんは、この分類に応じて治療方針が決定されます。

ステージを知ることにより、今後の見通しを立てたり、治療の実績を知ったり、治療の効果を予測したり、治療法の選択に役立てたり、病状の比較をしたりして、治療の目安についておおまかに予測することができます。

必ずしも細かい内容や項目について知っておく必要はありませんが、**おおまかにでもがんの進行度を知っておくことで、検査の目的や結果が今後の治療の見通しにどのように関連しているか理解できる**でしょう。これは治療を受けるにあたってとても大切なことです。

がんの場所や大きさ、広がり、病理診断でわかるがん細胞やがんの組織の性質など、病気の経過に強い影響をおよぼす客観的な指標を組み合わせることによって、がんのステージが決められています。ですから、ステージはがんの種類によって異なるだけでなく、同じがんでもさらに細かく分類されたり、治療の前後で判定方法が異なっていたり、国によっては違う方法を採用していたりします。

例えば、胃がんの場合は、下の図のようになります。

がん治療では、5年生存率（診断から5年経過後に生存している患者の比率）を、予後を測るための医学的な指標とし、治療効果判定のために使われています。あくまでも集団としての患者群を対象とした指標であり、個々の患者の余命として単純に流用することはできませんが、ひとつの目安になっています。

国立がん研究センター中央病院で

胃がんのTMN分類

<table>
<tr><th></th><th>N0
リンパ節転移がない</th><th>N1
胃に接したリンパ節に転移がある</th><th>N2
胃を養う血管に沿ったリンパ節に転移がある</th><th>N3
さらに遠くのリンパ節に転移がある</th></tr>
<tr><td>T1、M
胃の粘膜に限局している</td><td rowspan="2">IA</td><td rowspan="2">IB</td><td rowspan="2">II</td><td rowspan="5">IV</td></tr>
<tr><td>T1、SM
胃の粘膜下層に達している</td></tr>
<tr><td>T2
胃の表面にがんが出ていない、節層あるいは漿膜下層まで</td><td>IB</td><td>II</td><td>IIA</td></tr>
<tr><td>T3
漿膜を超えて胃の表面に出ている</td><td>II</td><td>IIIA</td><td>IIIB</td></tr>
<tr><td>T4
胃の表面に出た上に、他の臓器にもがんが続いている</td><td>IIIA</td><td>IIIB</td><td>IV</td></tr>
<tr><td>肝、肺、腹膜など遠くに転移している</td><td colspan="4">IV</td></tr>
</table>

の、がんの種類、ステージと5年生存率との関係は下記になります。

「早期発見」と言われるのは、ステージ0およびⅠで見つかった場合です。ステージ0やⅠから治療を始めた場合、現在ではほとんどどのがんの5年生存率が9割以上で、完治する方もたくさんいます。

ただ、膵臓がんと肝臓がんに関しては、自覚症状がほとんどないため早期の発見が難しい上、早期発見のステージⅠからの治療でも、ほかのがんに比べて5年生存率が低く（膵臓がんで6割、肝臓がんで8割弱）、なかなか厳しい現実があります。

また、血球を作る細胞すなわち造血幹細胞が骨髄の中でがん化して無制限に増殖する白

手術後5年生存率（5生率）

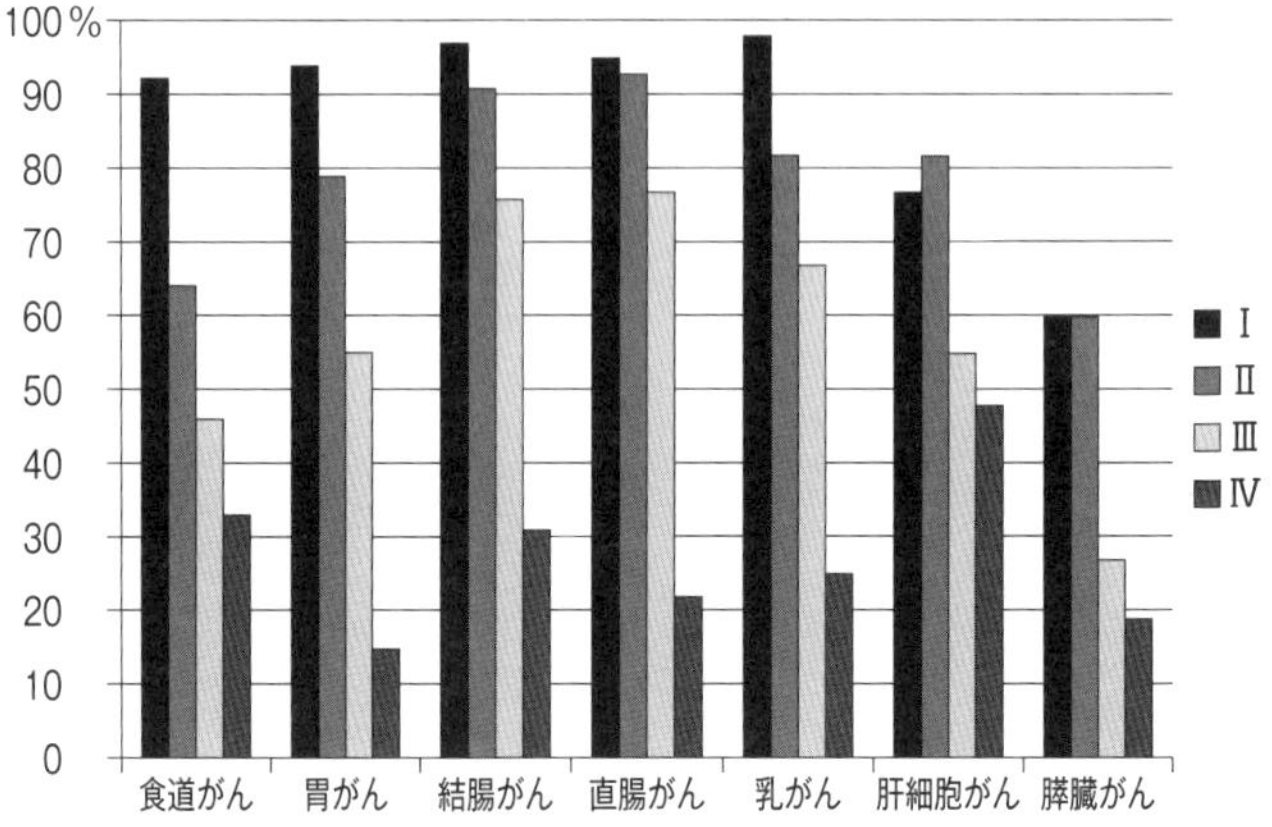

国立がん研究センター中央病院

血病は、臓器のがんとは異なり一気に症状が出現し、急激に病状が進むため、治療が難しいがんと言えるでしょう。

正常組織に染み渡るようにがんが浸潤し、進行していくスキルス性の胃がんや大腸がんなど、悪性度が非常に高いがんもあります。「難治性がん」と呼ばれるこれらのがんは、見つかった時にはかなり進行しており、治療に難渋する場合が多いため、一般のがんとはやや別の扱いをされています。難治性がんほど早期発見が大切であり、早期に適切な治療を開始することが、よい治療成績につながります。どんながんになっても、決して諦めてはいけません。

Part 5

がんの「王道」＝標準治療

がんに罹った場合、日本で行われている主ながん治療は次の3種類です。これらをまとめて、「標準治療」、「三大療法」などと呼ばれています。

（1）**手術**
（2）**化学療法（抗がん剤治療）**
（3）**放射線治療**

いずれも保険診療で受けられるため、がんに罹った患者さんは　通常この中のどれか、あるいは組み合わせて治療することになります。

現在は「プロトコール（Protocol）」といって、がんの進行具合（ステージ）や性質に合わせて治療方法が決まっていますので、全国どこでも同様の治療が受けられます。手術と化学療法、手術と化学療法と放射線治療など、ふたつあるいは3つの治療を組み合わせることもあります。

どの治療法もメリット、デメリットがあります。ひとつひとつ順番に見ていきましょう。

(1) 手術

腫瘍のある組織を外科手術によって切除・摘出する方法です。

一定期間、入院の必要はありますが、がんに罹った部分を一度にまとめて取り除けることが最大のメリットです。ほかのふたつの治療と比較すると、比較的短期間で治療が済みます。

ただし、周辺の正常な組織を同時に摘出してしまいますので、心身への負担が大きく、手術後のＱＯＬが下がります。がん細胞を取り残してしまったり、すべてのがん細胞を切除できなかったりする場合もあります。最近は、内視鏡手術によって心身への負担を減らしたり、術中病理診断や術中画像診断でがん細胞の取り残しをなくしたりすることにより、術後のＱＯＬや治療成績が格段に向上しています。

また、患部を切除することに対する心理的な抵抗もとても大きいものです。乳がんの場合、乳房という女性の象徴的な部分を切り取ってしまうことには大きな葛藤があります。切除した後には片側の乳房がなくなったり傷ついたりするので、見た目が悪くなりますし、傷跡を見る度に心が痛むかもしれません。乳房再建手術をするにしても、完全に元どおりになるわけではありませんし、心身へ新たな負担がかかることになります。

男性の前立腺がんや膀胱《ぼうこう》がんの場合、手術後に勃起障害が起こる可能性もあります。たとえ手術の決断ができたとしても、手術がもたらす後遺症に手術後納得できるかどうかは、また別の話です。

手術が行えるのは、患者さんに手術の負担に耐えうる体力や抵抗力が残っている場合に限ります。患者さんの免疫力が極端に落ちている状態で手術を行うと、術後に敗血症などの感染症にかかり致死的になる恐れもあります。術後の経過が良くなかったり、新たな問題が生じたりすると入院が長引くことがあります。このような理由から、がんが進行して免疫力の低下した患者さんや超高齢者には手術を行わないことが多くなっています。

(2) 化学療法(抗がん剤治療)

がん細胞の分裂周期を止めたり、活動を抑制したりする薬を投与します。がんになった部位やがんの種類、治療目的などによっていろいろな種類の抗がん剤を使い分けます。

手術と放射線治療は、限局したがん患部を取り除いたり、殺したりするピンポイントの治療法です。それに対して化学療法は、抗がん剤を行き渡らせることにより、体全体のがん細胞を殺す治療なので、全身性のがん（白血病などの血液がん、リンパやほかの臓器に転移したがん）に行われます。腫瘍を化学療法で小さくしたあとに手術を行ったり、転移を予防したりするときにも行われます。

抗がん剤は、副作用を小さくしたり、体調を整えたりするために、間隔を開けて何度か投与し、治療効果を評価します。副作用は、体調や採血結果などで評価します。副作用が強い場合は、投与間隔を延ばしたり、抗がん剤の投与量を減らしたり、投与を中止したりします。

抗がん剤はがん細胞を殺す一方で、正常な細胞まで殺してしまったり、ダメージを与えたりしてしまうため、体への負荷（副作用）が大きいことが大きな問題になります。副作用が強く出ると、全身倦怠《けんたい》感、吐き気、痺れ、白血球の減少、脱毛などの症状が見られます。食欲が減退し体力が落ちたり、自身のがん細胞を殺す力（免疫力）が下がったりすることもあります。女性にとって、髪の毛が抜けることは精神的にもかなりつらい副作用です。

抗がん剤の治療効果は一定期間治療を行わなくては判断がつかないということも、時間が限られている進行性のがん患者さんにとって、とても大きな問題です。抗がん剤の投与は、継続することが必要なので、ずっと副作用と付き合いながら生活したり、満足のいく予後を過ごせなかったりすることも起こりえます。

化学療法はがん細胞の増殖を止めたり、腫瘍を小さくしたりできることがありますが、がんを抜本的に根治することは難しいと言えます。

(3) 放射線治療

放射線をがんに効率よく当てることにより、がん細胞を死滅させる治療です。体の内側から行う「内部照射」と、体の外側から行う「外部照射」があります。放射線治療は外部照射で行われることがほとんどです。副作用をできるだけ起こさずに1回で照射できる放射線量や、1カ所に照射できる放射線量には限りがありますので、25〜30回に分けて照射します。先端医療である「陽子線治療」や「重粒子線治療」なども含まれます。

放射線治療における最大のメリットは、臓器をそのまま残すことができることです。切除や摘出をしないで治療ができると、完治して副作用が落ちついたら、元どおりの生活を送ることができます。手術することが困難な部位（体の奥のほう）にできたがんや、食道がんのように手術自体が難しいがんなどに適応されます。また、適切に治療が行われれば、致死的な状態になることがありません。

放射線治療が良く効くがんと、放射線治療が効きにくいがんがあります。がんが大きな血管に接していて安全に放射線照射ができない場合や、がんがたくさんの部位に散らばっている場合などは、放射線治療はできません。

放射線治療はどこの病院で行っても結果は同じだと思われがちですが、放射線の照射を行うのは人なので、その人の技術や治療計画の立て方などによって、治療の効果が大きく異なります。放射線治療を行う病院や医師を選択することは、手術と同様にとても大切です。

放射線は正常な細胞にもダメージを与えますので、施術により、肺炎や皮膚炎などの強い副作用が出たり、致死的になったりすることもあります。全身疲労感や吐き気など抗がん剤と同じような副作用が起こることもあります。

治療法を選ぶ際には、その治療の特徴やメリットはもちろん、デメリットも正しく認識する必要があります。

デメリット
・心身への負担が大きい。 ・患部と一緒に周辺の正常な組織も切除するので、手術後のQOL（Quality of Life：生活の質）が下がる。 ・傷が残る。 ・乳がんに対する乳房切除術、リンパ節切除によるリンパ浮腫（浮腫《むく》み）など、見た目が変わる場合がある。 ・医師や施設による技術の差が大きい。 ・女性のシンボル（乳房・子宮・卵巣など）や、男性のシンボル（陰茎・陰《いん》囊《のう》・前立腺など）を摘出することに対する心理的抵抗がある。術後に性機能を損なう場合もある。 ・入院をして治療を行う必要がある。 ・高齢者や状態が悪く免疫力が落ちている場合は、手術の負荷に耐えられなかったり、致死的な合併症を併発したりする可能性がある。
・正常な細胞まで殺してしまったり、ダメージを与えたりしてしまう。 ・全身倦怠感、吐き気、痺れ、食欲低下、脱毛などの副作用が起こることがほとんどである。 ・脱毛は心理的負担が大きい（特に女性）。 ・強い副作用が起こると、予定どおり治療できなかったり、治療を継続できなくなったりする。 ・自身のがん細胞を殺す力（免疫力）が下がる。 ・一定期間治療を行わないと、治療効果の判断ができない。 ・がんの増殖を止めたり、腫瘍を小さくしたりすることはできるが、根治することは難しい。 ・検査で評価できない小さながんや転移しているがんに対して治療を行う場合は、評価が難しい。 ・治療を止めにくい（止めるタイミングが分かりにくい）。
・放射線を照射しにくい部分に腫瘍が存在している場合や、たくさんの場所に転移している場合などは、治療を行うことができない。 ・放射線の被ばくで、正常な細胞にもダメージを与える。 ・肺炎、皮膚炎などの強い副作用が起こることがある。 ・25～30回に分けて治療することが必要なので、毎日通院することが必要である。 ・医師や施設による技術の差が大きい。

治療法	メリット
手術	・腫瘍を一度に、一気に摘出できる。 ・腫瘍をすべて摘出できる（完治する）可能性がある。 ・化学療法や放射線治療に比べると、比較的短い期間で治療が完了する。
化学療法 （抗がん剤治療）	・全身のがん細胞に対して治療を行うことができる。 ・検査で評価できない小さながんや転移しているがんに対して治療を行うことができる。 ・手術や放射線治療ができない、白血病などの血液がんに対しても治療を行うことができる。 ・外来通院で対応できる治療内容が増えてきた。 ※絨毛《じゅうもう》がん、急性骨髄性白血病、悪性リンパ腫、睾丸《こうがん》腫瘍といったがんによく効く。
放射線治療	・臓器をそのまま残すことができる（QOLを維持できる）。 ・腫瘍の種類や部位などにより外科手術が難しい場合にも適用できる。 ・外来通院で治療することが可能である。

Part 6

超早期のがんを発見する最新検査事情

がんは進行性の病気なので、時間が経つと周囲の臓器に浸潤したり、全身に広がったりして、完治を難しくします。したがって「早期発見・早期治療」がとても大切です。治療が進化し、ステージⅠの状態で治療を始められれば、ほとんどのがんは今や「5年生存率」が9割を超えるまでになっています。「がんは不治の病ではなくなった」と言われる所以です。

以前は、不調を訴えて病院を受診してから、検査を行って、がんがかなり進行してから発見されるケースが多かったため、がんの治療成績はとても悪いものでした。特に自覚症状が出にくい膵臓がんや肝臓がんは発見が遅れ、進行してから治療を開始する場合が多く、それが治療成績の悪さとして表れていました。

昨今では「早期発見・早期治療」の大切さが認知され、がん検診を行う方が増えてきました。そのため、治療を早期に開始することができるようになり、治療成績はかなり改善されています。

しかし、現在一般的に行われているがん検診では、限界があるというのも事実です。採血（腫瘍マーカー）を使った検査では、がんがある程度の大きさまで進行しないと、がんの有無を評価することができません。X線や磁気を利用して体内を撮影した画像（CTやMRI）を用いた検査の場合も、形の異常を評価するため、やはりある程度の大きさにならないと「がんである」と確定診断をつけることができません。

ところが、実際には10㎜程度の大きさのがんでもほかの組織に転移している場合もあります。「がんを治すためには、できるだけ早い段階でがんを発見することが大切」なのは間違いありませんが、今までの検査には限界があり、その状況を改善するために、新しい検査が開発されています。

●がんの性質を利用した「PET検査」

がんの早期発見に活用されている検査でよく知られているものにPET検査があります。近年、実施している医療機関も増えたので実際に受けたことがある方もいるのではないでしょうか。

PETは、「がん細胞が正常細胞よりもブドウ糖を多く吸収する」という性質を利用して行う検査です。点滴でFDG（Fluorodeoxyglucose　フルオロデオキシグルコース）という物質を体内に入れます。この物質は、ブドウ糖にポジトロン核種という放射能を出す成分を組み込んだもの。点滴後しばらくして全身を撮影し、FDGが異常に集まっている場所がないかどうかを確認することにより、がんの有無を評価します。

1回で全身を検査できること、腫瘍ががんであるかどうかを評価できることが大きなメリットです。

ただし、弱点もあります。CTやMRIと同様に、PETもある程度の大きさにならないとがんを感知できません。また、正常でもFDGが集まる器官（脳・心臓・腎臓・尿道・膀胱など）のがん、胃や食道などの消化器官粘膜に発生するごく早期のがん、炎症を起こしている部位にあるがん、ごく小さながん細胞が散らばって存在するがんなどについては、がんであるかどうかの評価がしにくいという難点があります。

●目に見えないがんも検出可能な「CTC検査」

CT、MRI、PET検査より超早期にがんを発見したり、がんの状態を評価したりできる検査が「ＣＴＣ検査」です。ＣＴＣとは、Circulating Tumor Cellの略で、日本語では「循環腫瘍細胞」といいます。がんは成長すると、がん細胞が血液の中に入り循環するようになります。この血液中を循環しているがん細胞（ＣＴＣ）の有無や量を検査することにより、**ＣＴＣ検査では、今までの検査では発見できなかった「超初期の微細ながんが、体内に存在しているかどうか」がわかるようになりました。**

超初期の状態でがんを発見できるので、自覚症状が出ておらず、体力も気力も十分にある状態で、精神的にも余裕をもって治療や検査に臨むことができます。心身を整えてがんに対する原因対策を行ったり、さまざまな治療の選択を考慮したりすることも可能です。

ＣＴＣ検査は、すでにがん治療を行っている方の場合、がん治療の評価に用いることができます。今までは「転移しているかも？」「がん細胞が体内に散らばっているかも？」という曖昧な評価で抗がん剤を投与していましたが、化学療法を行うかどうかの判断基準のひとつにもなります。再発や転移が顕在化する前に評価することが可能ですので、治療方針が検討しやすくなります。これまで、医師の経験や勘に基づいて判断されていた化学療法に関して、より適切に評価できるようになると言えます。

さらに、血液中を流れている「がん幹細胞」の有無を調べるCSC（Circulating Stem Cell 循環腫瘍幹細胞）検査もあります。「がん幹細胞」とは、がん細胞の中でも自己複製能力を持つもので、がんが進行したり再発したりする根本原因と考えられています。がん幹細胞が残っている限りは、がんの自己増殖が終わることがないので、がんは完治しません。先に化学療法でがんの根治が難しいと述べましたが、それは現在、化学療法で用いられる抗がん剤では、がん幹細胞をすべて殺すことが困難だからです。

CSC検査では、がんが再発・転移する1〜4年も前に、血液中にあるがん幹細胞を検出することが可能であると言われています。

●CTC検査の方法

CTC検査は、約20㎖の採血で可能です。検体となる血液は、専用の保存容器に入れ、すぐに検査機関に送ります。準備が必要なため、CTC検査は完全予約制を取っているところが多数です。詳細は、検査を行っている医療機関に問い合わせてください。

検査料金は15〜20万円と高額で、検査に時間もかかります。しかし、超早期にがんの状態を把握できることや、治療効果が評価できることは、最善の治療をより早期に開始することにつながります。トータルで考えれば、患者さんの負担を最小限に抑えるというメリットがあると言えるでしょう。

ＣＴＣ検査を行うための技術は、どんどん進歩していっています。検出精度は、今後もどんどんアップしていくことが予想されますし、血中のがん細胞やがん幹細胞の有無だけでなく、同時にがんの原因になっている遺伝子の特定も可能になってきています。

がんの原因遺伝子がわかるということは、そのがんに対して有効な抗がん剤治療が特定できるなど、「最適な治療法」がわかるということです。こうした最新技術が早期に普及するよう、期待が高まっています。

Part 7

超早期に発見されたがんは治せない？

これまでCT、MRIや内視鏡検査などで評価できなかった小さながんが、CTC検査によって発見された場合、「どんな方法で治療を行うか」ということを検討することが必要です。

ここで皆さんに知っておいていただきたいのは、「健康保険適用となる標準治療は、ある程度の大きさになるまで行えない」ということです。なぜなら、手術、化学療法、放射線治療などの標準治療はすべて、「がん細胞が肉眼的に見える」状態になり、細胞を取って（生検して）、病理検査で「間違いなくがん細胞が存在する」ことを確認して、初めて健康保険適用の治療を開始することができるからです。

そもそも、肉眼的に見えなければ、手術で摘出することはできませんし、放射線を照射することもできません。

しかし、だからといって「がんが大きくなるまで待ってから治療を始めたらいい」ということではありません。せっかく超早期で見つかったわけですから、そのまま放置したら検査した意味がありません。体内にあるがん細胞が「どんどん増えたらどうしよう……」「いつ肉眼的に見える状態になるのだろう……」と、常に恐怖を抱きながら生活するのは、とても大きなストレスになります。まるで「時限爆弾」を抱えているような状態ですし、このストレス自体ががんの進行を早めてしまう可能性すらあります。

女優のアンジェリーナ・ジョリーは、遺伝子検査で「今後乳がんを発症する可能性が高い」と診断され、2013年に乳房を予防的切除しました。2015年には卵巣、卵管も予防的切除しました。大きなニュースになりましたので、覚えている方もいらっしゃるでしょう。

日本でも、がん研有明病院が2011年からHBOC（Hereditary Breast and Ovarian Cancer 遺伝性乳がん卵巣がん）に限って、予防的切除手術を行っています。たしかに卵巣がんは早期の発見が非常に難しいので、将来的な発病の可能性をなくす予防切除の意味はあります。しかし、「まだ発病していないのに手術をする」という判断をするのは簡単なことではありません。妊娠の可能性がなくなったり、ホルモンバランスを崩したり、日常生活に支障をきたしたりする恐れもあります。可能な限り、切除という形ではなくほかの方法での予防を目指したいものです。

日本の場合、がん治療は対症療法（根本的な解決ではなく、症状に対しての治療）がメインですので、症状が出現していない「見えていない」がんは、ほとんどの病院では治療を行いませんし、行うことすらできません。当然、「まだ病気ではない」という扱いになりますので、保険もききません。

では、**細胞レベルの超早期がんを発症する前に治療できる方法は何か？――ここで、非常に有効なのが「コロイドヨード療法」と「免疫細胞ＢＡＫ療法」です。**

がんと幹細胞の話

「幹細胞」——ここ数年、新聞やテレビなどでも取り上げられる機会が多いトピックなので、皆さんも、とても注目されていることはご存知だと思います。

幹細胞が一般的に注目されるようになったのは、2012年にノーベル賞を受賞された京大・山中伸弥教授の「iPS細胞」がきっかけではないでしょうか。iPS細胞は幹細胞の一種で、さまざまな組織や臓器の細胞になる能力を持っている細胞です。例えば、病気によって機能が悪くなった腎臓に、腎臓の細胞へと変わる（分化する）iPS細胞を移植すれば、機能が途絶した腎臓の細胞のダメージを修復してくれます。iPS細胞を増殖させて腎臓をつくることができるようになれば、腎臓移植をすることにより元の正常な状態の腎臓に戻せることになります。これまでは、治療方法がなかったり、生体臓器移植に頼るしかなかったりした病気も、幹細胞で治療することにより、治療できる可能性が出てきました。現在、世界中で幹細胞による治療（再生医療）の研究がなされています。

では、通常の細胞と幹細胞はどのような違いがあるのでしょうか？

通常の細胞は、役割が決まっており、一定回数の分裂を繰り返すと死滅します。例えば、皮膚の細胞は、皮膚の働きをしており、同じ皮膚の細胞にのみ分裂し、ほかの役割の細胞になることはありません。分裂可能回数は60回ほどで、60回分裂すると死滅してしまいます。

幹細胞は、大元の細胞であり、幹細胞自体は「役割」を持っていません。自ら増殖する能力（自己複製能）と、特定の働きをする細胞に分化する能力（多分化能）とを合わせ持つ細胞です。例えば、ケガをして細胞が損傷すると、幹細胞が損傷した細胞を補い、修復をサポートします。つまり、幹細胞が存在しているので、人は生命活動を維持できていますす（幹細胞の数がある一定以下の割合になると、生命活動を維持できなくなってしまいます）。

このような万能性を持った幹細胞は、腫瘍にも存在しています。これが先ほども登場した「がん幹細胞」で、がんの組織中に0・1～1％程度という少ない割合で存在しています。

がん幹細胞には、次のような特徴があります。

(1) 細胞分裂の回数に制限がないので自己増殖を永続できる（自己複製能）
(2) 分裂・増殖するがん細胞を無限に補える（多分化能）
(3) 通常のがん細胞よりも寿命が圧倒的に長い
(4) 再発・転移の主原因となる
(5) 薬剤耐性がある（抗がん剤が効きにくい）

とても厄介な存在であることがおわかりいただけると思います。

がん幹細胞がどのように発生するかはまだはっきりとはわかっていません。通常のがん細胞に比べると、数は少ないですし、分裂のスピードも遅く、活動を静止している時間も長いのが特徴です。ただし、がん細胞を補ってどんどん分裂・増殖して腫瘍を大きくしたり、血液の流れにのってたどり着いた別組織で増殖（転移）したりして、がんの進行をメインで行っています。まさに「がんの親玉」的な細胞です。

周辺のがん細胞が、放射線や抗がん剤などの治療で攻撃されて数が減ってくると、がん幹細胞ががん細胞をどんどん補います（この時は分裂の速度が著しくアップします）。このため、一度は腫瘍が小さくなっても、すぐに元どおりの（もしくは元より大きな）大きさまで腫瘍が肥大してしまうことが多いのです。

治療でがん幹細胞を取りきったり、死滅させたりすることができないと、「がんの親玉」であるがん幹細胞はがん細胞をどんどん補い、がん細胞がどんどん分裂・増殖し、正常組織をじわじわ侵食していきます。つまり、**「がん幹細胞が存在している限り、必ず再発しますし、完治することがない」のです。**

医学界では、がん幹細胞を根絶することこそががん細胞根治の肝であるとして、さまざまな研究がなされています。次章以降で紹介する「コロイドヨード療法」「免疫細胞療法（BAK療法）」は、がん幹細胞に対しても治療効果があるので、世界的に注目を集めています。

がん治療は怖くない

がんの治療には、「暗い」「大変」「絶望的」といったイメージがつきまとっています。「闘病」という言葉にも象徴されるように、日常生活を犠牲にした長期間にわたる入院や外来通院での治療、抗がん剤によるつらい副作用、そこまでやったとしても治らない病気……といったイメージが根強く残っているからです。たしかにこれまでのがん治療は、「患者さんの身体的、精神的な負担をどのように減らすか」が大きな課題でした。

しかし現在では、過去のイメージとはかけ離れた、患者さんへの負担を最小限にとどめ、効果を最大限に上げることができる、そんな治療法が確立されてきています。その中でも、最も有効性の高い治療法が「コロイドヨード療法」と「免疫細胞療法（ＢＡＫ療法）」です。

コロイドヨード療法は、コロイド化されたヨードががん細胞に選択的に取り込まれることにより、がん細胞を死滅させる治療法です。

免疫細胞療法は、自分が本来持っている免疫力（がんを倒す力）を強化することで、がん細胞のみを根絶する治療法です。

どちらの治療も、抗がん剤のような副作用がほとんどありません。細胞レベルの超初期のがんも治療することができます。初期のがんはもちろん、さまざまなステージのがんに効果があります。標準治療（手術、化学療法、放射線療法）など、ほかの治療と同時に行うこともできます。体に負担をかけずに、がん細胞のみを治療することができるので、患者さんの体力を落とさないで日常生活を維持しながら治療をすることが可能です。**治療後も、治療前と同じＱＯＬを保つことができます。**

これまでは、ほとんどの患者さんが標準治療を選択してきましたが、優れた治療効果と心身への負担の少なさから、最初からコロイドヨード療法や免疫細胞ＢＡＫ療法による治療を希望される患者さんが増えています。

また、ほかの治療法で頑張っていたものの、がんが進行してしまって「余命」を宣告されたような方でも、コロイドヨード療法や免疫細胞療法を行うことができます。宣告された余命よりも長く生きている方が多く、がんが小さくなったり、寛解したりした方もいます。

本書では、さまざまながん治療法の中でも、最も効果が高く、患者さんへのメリットが多いと考える「コロイドヨード療法」と「免疫細胞療法（ＢＡＫ療法）」のふたつの治療法を紹介します。

このふたつの治療は、従来のがん治療の常識を覆す画期的なものです。

がんが不治の病でないことは前述しましたが、今までどおりの生活を送りながら、がん治療が行える時代、つらい治療を行わなくてもいい時代が来ています。

がんになっても怖くはないのです。

COLUMN

コロイドヨード療法の確かさ

松本浩彦（松本クリニック院長／日本臨床研究安全評価機構理事長）

平成30年4月1日より新たに「臨床研究法」が施行されました。そこには、「企業からの協賛を受けた臨床研究や未承認医薬品等、または適応外医薬品等を用いる臨床研究について、認定臨床研究審査委員会に諮り、その意見書とともに研究計画書を厚生労働大臣あてに届出を行なうこと」とされています。

コロイドヨード療法を、未承認医薬品の不正流通ではなく、適正に扱うためには「医学系指針を遵守すること」が必要です。これは、厚労省の通知によって「医師が主体的に実施する妥当な臨床研究への未承認医薬品・医療機器の提供等には薬機法（※）が適用されない」ことが明確化されています。

倫理指針を遵守することにより、臨床研究ではなく、観察研究として、薬機法の適用除外条件である「医師が主体的に実施する妥当な臨床研究」を満たすことができるのです。

そしてこの観察研究こそが「患者さんに対する最適治療として行なうのであれば、臨床研究法の対象外」の枠組みに入ります。

ですので、コロイドヨードを用いた治療を薬機法の規制対象外とするためには、医学系指針に則り、倫理審査委員会の諮問を受けた妥当な臨床研究である体裁が必要です。

倫理指針の三本柱は：

1. 研究計画書を作成する。
2. 倫理審査委員会による審査を受ける。
3. 研究に関する教育研修を受ける。の三点です。

私ども『一般社団法人日本臨床研究安全評価機構』はAMED（国立研究開発法人日本医療研究開発機構）登録委員会で（第18000005番）、開業医の自由診療に貢献するための倫理審査委員会（IRB = Institutional Review Board）を運営しています。

倫理審査委員会には、医学・医療の専門家など自然科学の有識者、法律学の専門家など人文・社会科学の有識者および一般の立場を代表する者から構成され、かつ、外部委員を含まなければならない、また、男女両性で構成されなければならないという要件があります。

私どもはそれらの要件を満たしつつ、毎月1度、審査委員会を行なっています。

コロイドヨードに関しても、委託受注を行なっている株式会社IMS、および実施クリニックについては、全て私どもが倫理審査で承認をしています。

（※）医薬品、医療機器等の品質、有効性及び安全性の確保等に関する法律。従来「薬事法」と呼ばれていたが、平成26年11月に改正された。

第2章

コロイドヨード療法：心身の負担を軽減し今までの生活が送れるように

Part 1

コロイドヨード療法の仕組み

コロイドヨード療法は、がん細胞を内側から殺す治療です。

イメージとしては、「正常細胞は見向きもしない、がん細胞だけが喜んで食べる餌の中に毒を仕込んで、がん細胞だけを殺す」といったものです。「コロイドヨード」とはその餌のことです。**がん細胞のみを殺し、正常細胞を傷つけることがない、つまり副作用が小さいのが特長です。**

実際、コロイドヨードはがんにどのように効くのでしょうか。「コロイドヨードががん細胞のみを選択的に攻撃する」仕組みをもう少しくわしく説明していきます。

がん細胞は、成長するためのエネルギー源であるタンパク質や糖をどんどん吸収します。正常細胞の約20倍のタンパク質を取り込んでいます。そのため、正常細胞は栄養不足になってしまい、免疫力が低下し、さらにがん細胞が増大していきます。がんに罹ると体力が奪われ、やせ細ってしまうのはそのためです。

がん細胞の表面にある細胞膜は、栄養をどんどん取り入れるために正常細胞よりもはるかに活性化しています。コロイドヨード療法は、この状態を利用しています。

コロイドヨードは体内に入ると「コロイドタンパク質」になり、細胞膜が活性化したがん細胞だけが栄養分として取り込みます。がん細胞内に取り込まれたヨードは、細胞の核を破壊するため、がん細胞は死滅します。最終的に、死滅したがん細胞はヨードとともに体外に排出されます。

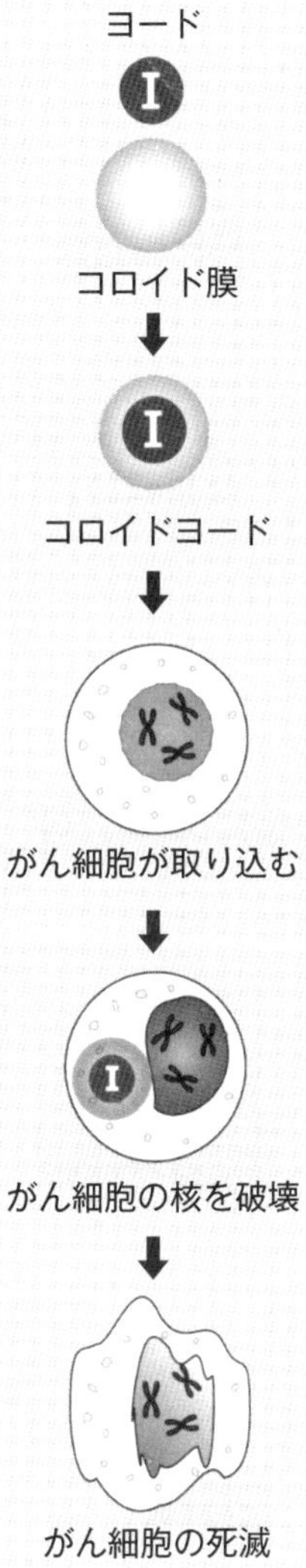

コロイド＋ヨード＝コロイドヨード

「コロイド（Colloid）」とは、2種類の物質が混じる際、一方が直径1〜100nm（ナノメートル）程度の、イオンや分子よりも大きい微細粒子となり、もう片方に均一に混じり分散している状態のことです（「大きい微細粒子」といっても、100nmは、0・0001ミリメートルのことなので、非常に小さい粒子ではあります。ちなみに分子で最も小さい水素分子は、さらにその1000分の1、0・1nmほどです）。

コロイドでは、微細粒子が気体や液体に浮遊していて、光を当てると微細粒子がブラウン運動（不規則に運動）している様子が観察できます。コロイドのような状態のものを「分散系」と言い、微細粒子のことを「分散質」、微細粒子が分散している気体や液体のことを「分散媒」と言います。特に、分散媒が液体のものを「コロイド溶液」と言います。液体の中に粒子の大きな別の物質が溶け混んでいる状態で、粒子が大きいので、液体の透過性が失われて不透明になるものが多いのです。

生活の中には、さまざまなコロイド溶液が存在します。「牛乳」は、水分の中に乳脂肪分やタンパク質、カリウム、カルシウムなどが均質に溶け込んでいるコロイド溶液です。「墨汁」は、水分の中に煤《すす》や膠《にかわ》を溶け込ませたコロイド溶液です。女性の皆さんが毎日使っている「乳液」もコロイド溶液です。コロイド溶液というと、化学実験で作るようなものを想像しますが、実際はとても身近なものです。

「ヨード（ヨウ素・原子番号53・元素記号I・Iodine）」は、体にとってなくてはならない必須ミネラルです。ヨードチンキ、ヨード卵、うがい薬（イソジンガーグル）など身近なものにも使われていますので、馴染みがあるのではないでしょうか。

地球上に存在するヨードのうち、約70％が

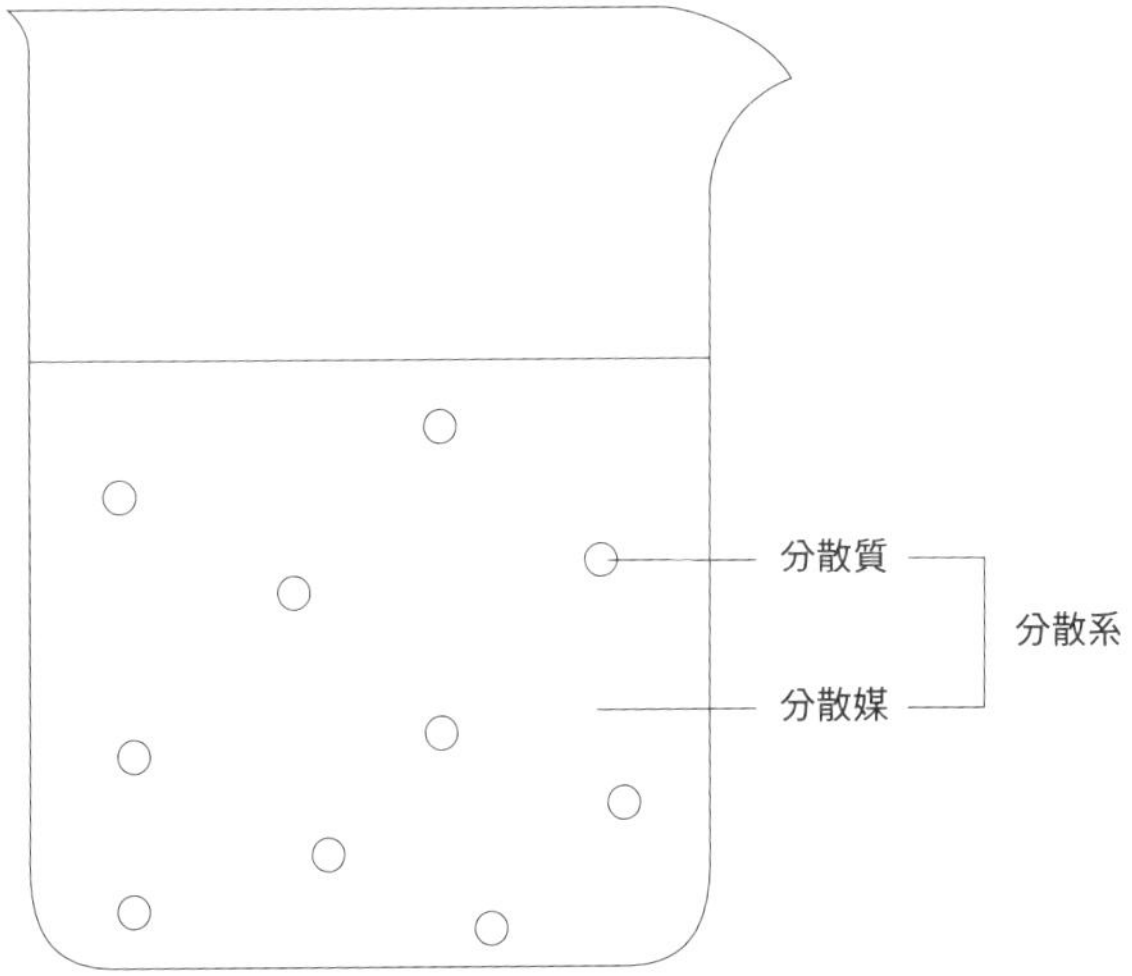

海底堆積物に含まれています。海水にも含まれているため、昆布・わかめ・のりなどの海産物も豊富に含有しています。体に必要なヨウ素は1日0・095〜0・15㎎（昆布なら40〜60㎎相当）とごくわずかですので、海産物をよく摂取する日本人には比較的足りている栄養素です。ちなみに、日本はチリに次いで世界第2位のヨード資源国です。

ヨードは、首の部分にある甲状腺から分泌され、体全体の新陳代謝を促進するホルモン（甲状腺ホルモン）の主成分となります。

甲状腺ホルモンの主な働きは、次の3つです。

(1) 細胞の新陳代謝を盛んにする

脂肪や糖分を燃やしてエネルギーをつくり出し、生体の熱産生を高めます。

(2) 交感神経を刺激する

交感神経が過度に刺激されると、脈が速くなったり手が震えたりします。

(3) 成長や発達を促す

胎児や小児が正常に成長、発達するために不可欠で、成長ホルモンとともに働きます。

甲状腺ホルモンが出すぎると、脈が速くなり、体温も上昇し、汗をかくようになります。反対に不足すると、脈が遅くなり、体温は低下し、活気がなくなり、成長できなくなってしまいます。

ヨードを過剰に摂りすぎると、ホルモンが異常分泌されて「バセドウ病」や「橋本病」といった甲状腺の病気になりやすくなりますので、海藻の食べ過ぎには注意してください。

「コロイドヨード Colloidal Iodine」とは、元素であるヨード（ヨウ素）を、水素と結合させコロイド化することによりヨードが持つ毒性をなくし、細胞が利用できるようにしたものです。

コロイドヨードは、主原料が元素である単一のヨードなので、医薬品ではありません（医薬品は、原子、分子および分子の集合体などの化学物質）。ただし、コロイドヨードが体内へ入ると、新陳代謝を著しく活性化し、免疫力を高め病原菌やウイルス、がん細胞を排除し、自然治癒力を引き出します。

コロイドヨード療法には、点滴、内服、吸入、クリーム、点眼があります。

実際の治療では、点滴と内服を併用するのが基本的なパターンです。肺がんなどの肺疾患には吸入を、皮膚がんには軟膏《なんこう》を、目の悪性黒色腫（メラノーマ）などの悪性疾患には点眼を使用します。

点滴や内服は体全体に作用しますが、外用薬は患部に成分が直接届きます。どちらも高い治療効果が期待できます。

類似品や質の悪い商品が出回っていますので、治療に興味のある方は、本書巻末に記載する医療機関に問い合わせてください。

●コロイドヨードの摂取法

コロイドヨード療法は、がんの種類や進行度によって摂取内容や頻度が変わります。

1回の治療の流れを「1クール」と呼びます。コロイドヨードを点滴する場合、1回200㎖の点滴を、10回行うことを1クールとしています。進行がんや末期がんなどで早い効果を望まれる方は、毎日点滴を行い、クールを連続的に繰り返します。

点滴と内服液を併用して治療するのが一般

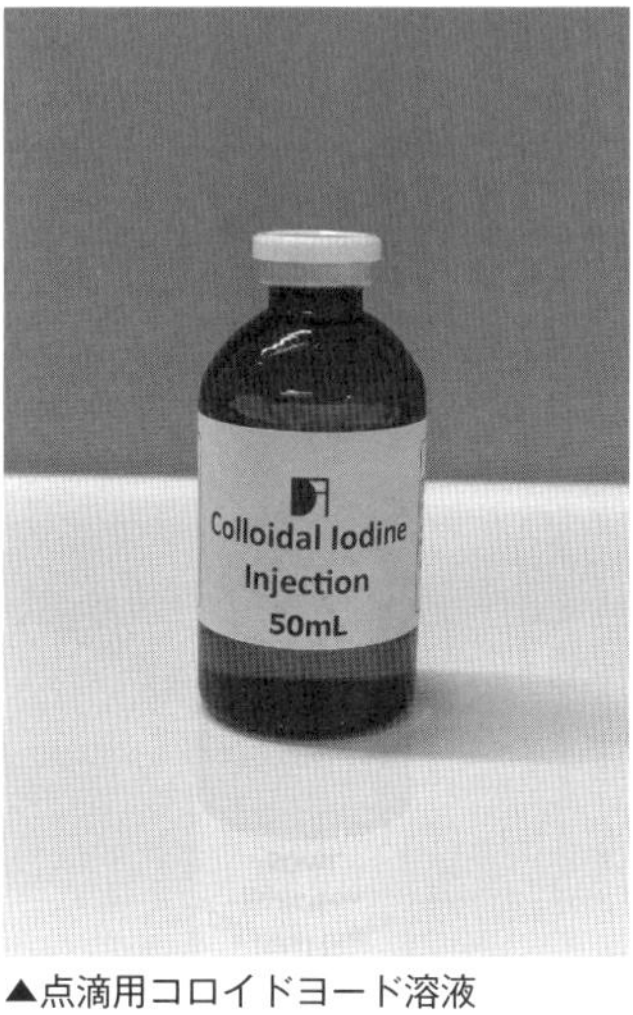

▲点滴用コロイドヨード溶液

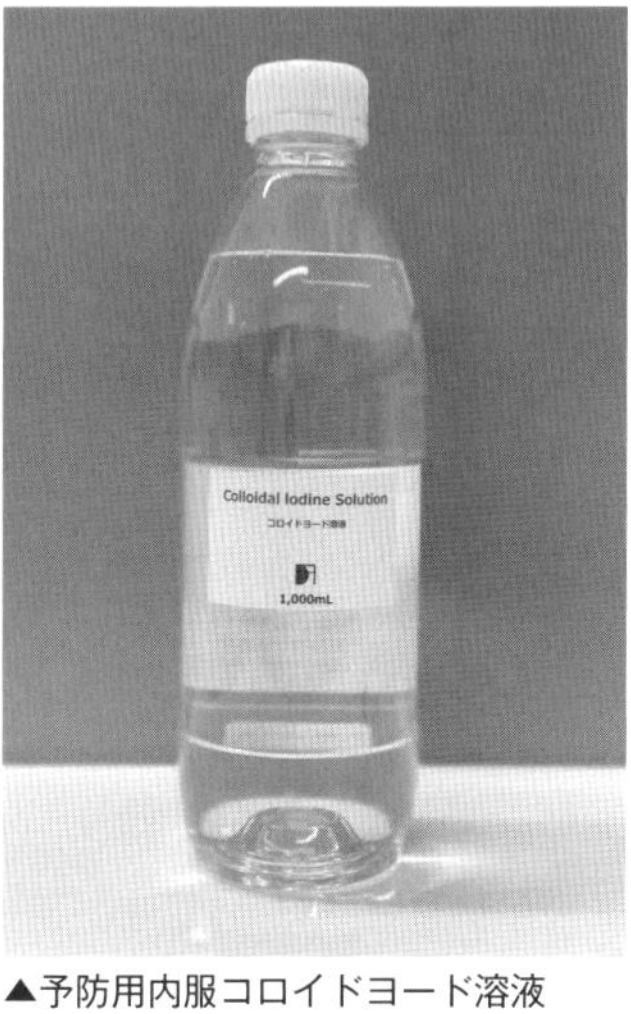

▲予防用内服コロイドヨード溶液

的です。

内服は最低1カ月つづけて評価することを推奨しています。コロイドヨードを内服した場合、2〜3時間で腎臓から体外に排泄《はいせつ》されますので、がん治療の場合は、1回30㎖のコロイドヨードを2〜3時間おき（1日8〜10回ほど）に内服します。

予防目的で内服する場合は、30㎖程度を1日1回、内服します。

Part 3

がんだけじゃない!! コロイドヨードの効果

化学療法で使用される抗がん剤は、がん細胞だけでなく正常な細胞まで攻撃・破壊してしまいます。抗がんの効果は認められていますが、副作用が強いので身体的・精神的な負担が大きく、治療はつらいものになりがちです。

コロイドヨード療法は、「がん細胞のみを選択的に攻撃し、死滅させる」という特徴があります。正常細胞は傷つけません。それどころかヨードの働きで正常細胞を元気にする副効果まであります。免疫システムのT細胞（Tリンパ球）の働きを強化して、免疫力をアップさせます（免疫については次章でくわしく説明します）。

つまり、治療をしながら、全身の細胞の状態を整えられることになります。コロイドヨード療法には副作用が少ないですから、患者さんにかかる負担はぐっと軽くなります。体力が衰えている患者さんも無理なく治療できます。

また、化学療法などのほかの治療法と併用できます。オプジーボなどPD－1阻害剤と組み合わせて使うこともできます。手術や放射線治療の後に補助的に使用すれば、再発を防ぐことができます。

コロイドヨード療法は、がんに対する標準治療の補助的なものとして行われることが多いのですが、コロイドヨード療法をまず行うことを検討してみてください。治療効果があれば、継続治療をして根治を目指してください（根治できれば副作用がなく、QOLが保てます）。効果が認められなくても、全身の細胞の状態を整えることができるので、手術や放射線治療をより安全に行うことができ、治療成績も良くなると考えています。

コロイドヨードには耐性がないため、長期間服用しても、何回服用しても、効きづらくなるということがありません。ずっと1回目と同じように効果が期待できます。

2〜3時間ほどで尿から排泄されるため、蓄積性もありません。反対に、がん治療に対して内服する場合は、起きている間は2〜3時間ごとに内服することが必要になります。

がん細胞を死滅させること以外に、コロイドヨードには以下のような効果が期待できます。

●デトックス

コロイドヨードは電子（マイナス電荷）を持っており、その吸着効果によって、体内の不純物を取り除きます。

●体質改善

コロイドヨードは電子（マイナス電荷）を持っているので、マイナスイオンを体内に取り込むことになります。アルカリ体質になり、体質が改善します。

●活性酸素除去

活性酸素の不対《ふつい》電子とコロイドヨードの電子が結び付いて、活性酸素を無毒化します。錆びた体を戻すことができます。

●免疫力上昇

免疫システムの指令塔であるTリンパ球の作用を増強します。小腸のパイエル板も活性化され、免疫力が上がります。

●血流改善

血流が改善しますので、細胞の働きが活性化します。脳の血流が改善するので、認知症改善にも効果的であると言われています。

がん細胞という異常な細胞を正常細胞に影響をおよぼすことなく死滅させ、正常な細胞は元気になり、免疫力も上がる……まさに理想的な治療法です。

実際、コロイドヨード溶液を常飲している方の皮膚は血色が良く、つややかで若々しいのです。**治療目的でも、アンチエイジング目的でも、コロイドヨードを取り入れることをおすすめします。**

●コロイドヨード療法は継続が大切

コロイドヨード療法で大切なことは、継続して行うことです。

治療を行っている最中に、血液検査値（腫瘍マーカーなど）が改善したり、症状が消失したりすると、患者さんの自己判断でやめてしまうケースが見受けられます。しかし、これは考えものです。患者さんは初めて治療を行うわけですから、治療をやめるタイミングは、経験のある医師と相談して決めることが大切です。

定期的に採血やＣＴなどの検査を行い、客観的に評価をしつづけることも大切です。心身に大きなストレスをかけてきたことによりがんを発症しているので、治療を行うと、症状が軽くなったり、体調が良くなったりすることがほとんどです。しかし、がんが進行している場合もありますし、がんが完全に消失していない場合もあるのです。

がんを虫歯にたとえるとわかりやすいと思います。痛み止めを飲むことで、虫歯が痛まなくなったとしても、虫歯を治療したわけではありません。痛みの原因となる歯を治療しても、ほかの部分に虫歯があるかもしれません。歯科医が「虫歯が完治した」と判断して初めて治療が終了します。また虫歯になるかもしれないので、定期的に歯科医にチェックしてもらうことも大切です。

我々医師は、患者さんが「治療をやめたい」と言った場合、受診しなくなった場合は、残念ながら治療を継続することができなくなってしまいます。自己判断で治療をやめた方の中には、その後病状が悪くなって取り返しのつかない状態になってしまい、「あのまま治療をつづけていれば……」と思う患者さんも少なからずいました。

適切な効果を上げるためには、「治療を継続することが大切である」ことを肝に銘じておいてください。

がんの予防にもなるコロイドヨード

「予防」という観点でも、コロイドヨード療法は確かな効果を発揮します。コロイドヨードは、検査で評価できない（がんと診断されていない）がん細胞に対しても選択的に作用して死滅させます。そして、**細胞を元気にし、免疫力を向上させますので、コロイドヨード療法はがんの予防にも有効です。**

現在のところ、コロイドヨードの値段は高く、気軽に購入できるようなものではありません。しかし、コロイドヨードの効果がもっと周知されて、服用する人が増え、大量に生産することができるようになれば、値段は下がっていくことでしょう。コロイドヨードが予防的に気軽に服用できるようになることを願っています。私自身、コロイドヨード療法のことを積極的に周知し、その認知度を上げ、気軽に服用できるような世界にしていきます。

不調を治す治療薬は、症状や検査結果が改善することにより評価することができます。でも、予防薬は、症状や検査異常がない状態で内服するので、効果を実感したり、評価したりすることがとても難しいのです。

●コロイドヨード療法のメリット&デメリットまとめ

【メリット】

・がん細胞を選択的に死滅させる
・正常細胞を傷つけない（正常細胞をむしろ活性化）
・体内への蓄積がない
・耐性がない
・副作用や副反応が少ない
・デトックス効果がある
・免疫力が上がる
・活性酸素を無毒化する
・血流を改善する

・化学療法などほかの治療と併用することができる

【デメリット】

・副反応が認められることがある
・軽度の発熱（0・5～2℃）、皮膚の湿疹、下痢、リンパ節の腫れ、局所の疼痛、腫瘍マーカーの急激な上昇など
・甲状腺機能亢進《こうしん》症（バゼドウ病）の方は服用できない
・ヨードアレルギーの方は使用できない

放射線療法	化学療法
がん細胞そのものに放射線を当て、直接がん細胞を死滅させる	抗がん剤の投与でがん細胞の活動を抑える
局所	全身
適応できないがんが多い。正常な細胞にも大きなダメージを与える。強い副作用で苦しむことも。治療を行う医師の技術にかなり左右される	正常細胞も殺してしまうことが多い。副作用が強く寿命を縮める場合もある。効果も期待するほどではないものが多い
早期がんおよび部位などにより外科療法が困難ながんに有効	絨毛がん、急性骨髄性白血病、悪性リンパ腫、睾丸腫瘍などで有効性が高い

がんの三大療法との比較

	コロイドヨード	手術（外科療法）
治療方法	内服、点滴、吸入	がんの患部を直接切除する
治療対象	全身	局所
デメリット リスク	ほぼ無し	痛みを伴い、時期を過ぎると再発、転移の可能性が増大することもある。外科的に解決できないがんも多い
メリット	がん細胞だけを死滅させる。弱っている細胞を活性化させる。副作用がほぼない。２～３時間しか体内にとどまらない	初期がんに対して有効

Part 5

私とコロイドヨード療法との出会い

皆さんが普段受診する病院で提供される医療は、西洋医学（現代医学）をベースとしたもので、投薬や処置などにより「悪いところを治す」「症状を改善する」ことが中心の医療です。即効性があり、先進国では主流になっています。

人間の体を機械にたとえるとわかりやすいのですが、ある部品が壊れたら、その部品を修理したり、交換したりして元に戻すイメージです。壊れた部品をそのままの状態で放置したり、壊れた部品をただ取り去ったりして、機械をなんとか使いつづける場合もあります。

がんの治療も、不良なもの（がん細胞）を「取り去る」「殺す」ことが前提として行われています。

一方、東洋医学は「漢方」や「鍼灸《しんきゅう》」に代表される「伝統医学」です。「体の内側から治療する」「病気になる前に防ぐ」治療法で、心身のバランスを整えたり、流れをスムーズにしたりすることを大切にしています。病気を根本から治療するため、治療に時間がかかりますが、体にメスを入れず、体に負担をかけない優しい治療法です。

がんになった場合は、免疫力を高めてがん細胞自体を倒すのと同時に、「がんになる原因」を改善することに着目します。

西洋医学と東洋医学は、どちらが優れているか、どちらを選ぶべきか、というものではありません。それぞれの良さがありますので、双方の得意なところを活かし、不得意なところを補い合うことが大切だと私は思っています。**近年は、医学部でも西洋医学と東洋医学、それぞれのメリットを取り入れた「統合医療」の考え方が広まりつつあります。**

私がコロイドヨード療法に出会ったのは、ちょうど「西洋医学だけで治療することの限界」を感じていた頃でした。

医師（外科医）になった当初は、「自分の医療技術を上げれば、自分を受診してくれたがん患者さんをすべて治せるようになる」と思って、外科医としての技術を研鑽していました。私も若かったので、根拠のない自信やプライドがあったわけです。

ところが、キャリアを積んでいく中で、いろんな患者さんに会い、さまざまな症例を診てきました。手術でトラブルが起こる場合、手術自体ができない場合、治療自体がまったくできない場合など、西洋医学だけでは治療できないケースがどんどん重なってきました。また、手術は、患者さんの心身にとても大きな負担をかけることも目の当たりにしました。「西洋医学で治療ができない場合に、諦めるのではなく、何とか治療をしたい」「患者さんにできるだけ負担をかけないように治療したい」「がんにならないようにしたい」と思うようになり、西洋医学以外の治療も学ぶようになりました。

そんな時、ある患者さんが「この治療を試してみたいのですが……」と言って教えてくれたのがコロイドヨード療法でした。知らない治療でしたので、「しっかり調べてから治療できるかどうか答えますね」と患者さんに伝え、コロイドヨード療法について詳しく調べてみました。すると、コロイドヨード療法を行うことにより、「西洋医学での治療ができない進行がんが縮小・完治する」「余命宣告された方がずっと延命している」ケースがあることを知り、「これは一体どんな治療なんだろう?」と大きな興味が湧きました。しかも、西洋医学ではあり得ない、正常細胞には悪影響をおよぼさない治療です。

コロイドヨード療法のメカニズムは、まだ解明しきれていないこともあります。ただ、結果が出ているという事実をまず大切にして、その時から、コロイドヨード療法に関わるようになりました。

「治療初期にコロイドヨード」という新たな選択肢

私が勤務するクリニックでコロイドヨード療法を初めて行ったのは、末期の白血病の患者さんに対してでした。ご家族が車椅子に乗せて患者さんを連れていらして、「入院治療を行っていた病院からさじを投げられ、追い出されてしまったんです」とおっしゃいます。かなり悪い全身状態でした。患者さんご本人に「こんなですけど、治りますか？」と訊かれ、正直に「わかりませんが、やれることをやってみましょう」と答えるしかない状況でした。

コロイドヨード点滴を、1日2回、5日間、計10回行いました。最初に来院された時は、体力も落ちて、自力で歩行できない状態だったのですが、2回点滴したあとに食欲が出て食べるようになり、点滴開始3日目には杖をついて院内のトイレに行けるようになりました。1クールの治療が終わると、ご本人も効果に満足し、明るい笑顔で帰宅されました。

その翌月、「もう1クールやりたい」と連絡があり、再度来院されたのですが、なんと自分で歩いて受診されました。つい先月まで歩くことすらできなかった方が、コロイドヨード療法により、ごく短期間でここまで状態が良くなったのです。

結果的に3クールやった後、社会復帰も果たしました。余命いくばくもない状態から、働くことができるまでになったのです。

コロイドヨード療法は、末期がんでも一定の効果をもたらすのですが、「治療の初期から始めていてくれれば、標準治療とコロイドヨードを併用していられれば、もっと治療効果が良くなったのに……」と思うケースも少なくありません。

がんと診断された患者さんは、主治医やご家族と相談した上で、ご自身で治療法を選びます。現状は保険診療である標準治療（手術、化学療法、放射線療法）を選ぶ患者さんが圧倒的に多いですのですが、標準治療以外にもさまざまながん治療がありますし、自分の意思で選択することもできます。

保険診療と保険外診療の違いは、厚生労働省が治療や薬を認可しているかどうか、ということです。保険診療だから効果がある、保険外診療は効果がない、ということではありません。保険外診療でも効果がある治療はたくさんあります。多様な治療の中から、一番合った治療法を選んでください。

コロイドヨード療法は20年以上前から行われており、いい治療結果につながっている方もたくさんいます。しかし、保険診療ではありませんので、標準治療の効果が期待できなかった時、標準治療ができなくなった時に、「最後の頼み」としてコロイドヨード療法を行う場合が多いのが実情です。**心身の状態がいい時に治療を始めたほうが、いい治療結果に圧倒的につながりやすくなります。**

Part 6

教えて！　コロイドヨード療法Q＆A

コロイドヨード療法について、患者さんからよくいただく質問と、その答えをまとめました。コロイドヨード療法を検討中の方の参考になれば幸いです。

Q1　コロイドヨードで治療するのに効果的ながん、あまり効果がないがんはありますか？

A　コロイドヨード療法は、がんの種類を選ばずに治療効果が期待できる、画期的な治療法です。ただし、ヨードは甲状腺ホルモンの材料になる（甲状腺ホルモンの分泌が増える）ので、バセドウ病などの甲状腺機能亢進症の方にはコロイドヨードを投与することができません。

Q2　どんな副作用がありますか？

A　副作用はほとんどありません。これがコロイドヨードの大きなメリットです。

副作用とは異なりますが、治療による副反応があります。発熱や体温の上昇（0・5〜2℃）、発疹（排毒反応）、病巣やリンパ節の腫れや痛み（がんが死滅するため）などです。これらはすべてコロイドヨードが効いている証拠です。

また、コロイドヨードにより腫瘍が融解を起こした場合、一時的に腫瘍マーカーが急上昇することがあります。

Q3　コロイドヨード療法が効かない体質の人はいますか？

A　コロイドヨード療法は、ほとんどのがん、さまざまな状態の患者さんに効果がある治療法ですが、効きづらい人はいます。コロイドヨードを経口摂取する場合、腸内環境が悪い人はコロイドヨードの吸収が悪くなるため、十分な効果が得られなかったり、効果が出るのに時間がかかったり、効果がわかりにくかったりすることがあります。

また、甲状腺の持病がある方、ヨードアレルギーのある方には投与ができません。

Q4　コロイドヨード療法の効果はどれくらいで現われますか？

A　コロイドヨード療法の特徴のひとつが即効性です。投与開始後数日で、体調の改善を自覚できる方が多いです。最も顕著な自覚症状の改善は、食欲が出てくることです。

末期の白血病で、食欲がまったくなかった方が、コロイドヨードを飲み始めて3日目にカツ丼の大盛りを食べたという報告もあります。

食事を経口摂取して、腸管から栄養を吸収することが人の基本的な栄養摂取方法なので、腸管から栄養を吸収できるようになると、体全体の機能が劇的に改善し、免疫力も向上します。化学療法（抗がん剤の投与）には、食欲減退という副作用があります。化学療法とコロイドヨード療法の併用には、食欲を維持して化学療法を継続しやすくするという相乗効果が期待できます。

Q5　末期がんの状態でも、コロイドヨードは効果がありますか？

A　コロイドヨード療法は、がん細胞のみを選択的に殺し、正常細胞を活性化させるため、末期がんの状態の方にも治療を行うことができますし、治療効果を期待できます。手術ができないほど進行したがんが小さくなったり、余命宣告された方の余命が著しく伸びたり、末期がんと診断された方が寛解したりすることもあります。

末期がんの状態だからといって、治療を諦めることはありません。

Q6　コロイドヨードでがんを予防することはできますか？

A　コロイドヨードを定期的に服用することにより、がんを予防することができます（予防効果があります）。CTや内視鏡検査などで「がんが可視化できる」状態になって初めて「がん」と診断されます。しかし、実は目に見えない（検査で指摘できない）微小ながん細胞が、すでに体の中に存在している可能性があります。

現在の標準治療では、がんが可視化できる状態にならないと（がんと診断できないと）治療を開始できませんし、細胞レベルのがん細胞を治療することもできません。

コロイドヨードは、全身のがん細胞ひとつひとつに選択的に作用して死滅させ、免疫力を上げることができますので、がんの発病を予防することができます。むしろ、がんを予防するためにコロイドヨードを内服していただきたいと思っています。

Q7　点滴と内服とでは、どちらの治療がより有効ですか？

A　血管にコロイドヨードを直接入れ、全身に早く確実にコロイドヨードを行き渡らせることができる点滴の治療のほうが、効果や即効性が期待できます。病気が進行している方には点滴をおすすめします。ただし、毎回、医療機関の受診が必要で、点滴には1～2時間を要します。

ヨードは2～3時間で体外に排泄されてしまうので、点滴をされる方も、内服を併用したほうがより治療効果が上がります。コロイドヨードはちょっと癖のある味がしますので、飲むのは苦手……という方もいらっしゃいます。

毎日継続してコロイドヨードを摂取することが重要ですが、摂取すること自体がストレスになってしまっては治療を継続できません。この場合は、無理せず点滴を選択したほうがいいでしょう。どちらの治療が良いかは状態によっても変わりますし、併用したほうが良い場合も多いので、医師と相談して治療法を決めてください。

Q8　電話で問い合わせができますか？

A　電話での問い合わせは可能です。コロイドヨード療法を取り入れている医療機関は年々増えており、全国に広がりつつあります。

電話での相談も随時受け付けていますので、お住まいの近くに実施している医療機関があるかどうか、巻末のリストをご覧ください。

Q9 コロイドヨード療法は、がん以外の病気にも効きますか?

A コロイドヨード療法は、がん以外の病気にも効きます。

コロイドヨードは、がん細胞を殺すだけではなく、正常な細胞を活性化させ、免疫力を高めます。糖尿病や高血圧症などさまざまな病気の治療に用いることができますし、ほかの治療と併用することもできます。AIDS(後天性免疫不全症候群)など免疫力が著しく下がる病気には、はっきりとした治療効果が現われます。

脳疾患(脳梗塞や脳出血など)、心疾患(狭心症や虚血性心不全など)、アレルギー、糖尿病など、あらゆる病気において病状が改善される結果が出ています。多発性硬化症など原因不明の自己免疫系の病気にも効果があります。

Q10 病気でない人も、コロイドヨードを摂取して問題ないですか?

A コロイドヨードは、細胞を活性化させ、免疫力を上げ、活性酸素を無毒化し、デトックス効果もありますので、心身が整います。むしろ、健康増進、アンチエイジングなどの目的で、コロイドヨードを摂取していただけると嬉しいです。

❸　B細胞性前リンパ球性白血病　中枢神経浸潤　女性　50代

2018年５月、某大学病院にて化学療法を受けていましたが一向に回復が見られず車椅子での移動を余儀なくされました。医師よりこれ以上治療をつづけても無駄ということで帰宅をすすめられました。

2018年７月、知人よりコロイドヨード療法を強くすすめられたので、病院から帰宅せずにクリニックに向かいました。コロイドヨード療法開始。内服液30㎖を１日６回服用し、コロイドヨード剤点滴200㎖を、延べ30回（３クール）受けました。最初の点滴は月曜日～金曜日の午前・午後と受けました。食欲が旺盛になり、３日目より自分の足でトイレに行けるようになりました。

８月、点滴２クール目開始時には歩行が可能となり、クリニック近くのホテルからひとりで通院しました。

９月、点滴３クール目開始時は自宅から電車で通院ができるようになるほど回復しました。そして10月には職場に復帰ができ、家族や職場の仲間と喜びを分かち合うことができました。

❹　骨髄性・リンパ性白血病　女性　50代

2018年６月、抗がん剤治療を受けるも効果なく、数値の改善も見られず体調不良の日常を送る日々でした。治療は時間的な制約と経済的な理由から内服液のみとしました。コロイドヨード剤を１回30㎖、１日６回服用し、それを１カ月ほどつづけましたら、芽球62%が０%となり、「寛解」の診断を受け、普通の日常生活に戻ることができました。

コロイドヨード療法を受けた患者さんの声

❶ 前立腺がん　男性　70代

2018年10月に医師より前立腺がんと診断されました。すでにがんは骨転移しており外科手術、放射線治療は困難と診断され途方に暮れていました。

その時に「コロイドヨード療法」を受けた知人より知らされて、その効果に驚き、治療を受けることを決断しました。

2019年１月より治療開始、内服液は30㎖を１日６回、点滴は200㎖を10回受けました。コロイドヨード療法開始時にPSA値582.4が２カ月後に11.6まで減少。体の痛みが緩和し仕事に復帰することができ、感謝の一言です。

❷ 肺がん　男性　50代

2018年12月肺がんと診断され、放射線治療、抗がん剤治療を受けました。腫瘍マーカー値の改善がなく落ち込んでいました。同じ肺がんの方の治療の経過を聞き自分も治療を受ける決意をしました。

2019年１月よりコロイドヨード治療を開始しました。コロイドヨード療法開始時、CEA値23.2、２カ月後には同値7.6まで減少しました。家族も大変喜んでおりました。継続的に治療を受けていく考えです。

COLUMN

コロイドヨード療法の可能性

萬　憲彰（日本先制臨床医学会 理事・医療法人医新会 よろずクリニック理事長）

医師が行なう医療には保険が使えるもの（標準治療等）と保険が使えないもの（検診、予防接種、代替医療等）がありますが、特に難治性の進行がんに対しては、現在の保険適用の標準治療だけでは良好な治療経過を望めないことも往々にしてあります。

そのため当事者である患者やその家族は、口コミやネットでの情報を駆使してより良い治療法を探す「がん難民」となることも多いのですが、早い段階で時間と費用をかけるべき治療法を見つけることはなかなか困難なものです。

当学会ではそのような現状を見直すべく、良い治療法についてはケースレポート・レベルでも検証し、すぐれたものは推奨しています。コロイドヨード療法は、正確な機序はいまだ解明されてない部分が多いのですが、他の治療と併用、または単独で著しく有効だった例が多くあり、統合腫瘍治療（標準治療＋代替医療）のなかでも重要な役割を担うものだと確信しています。

今後の症例報告や治療成績等のエビデンスの構築に期待しております。

※統合腫瘍治療の系統図

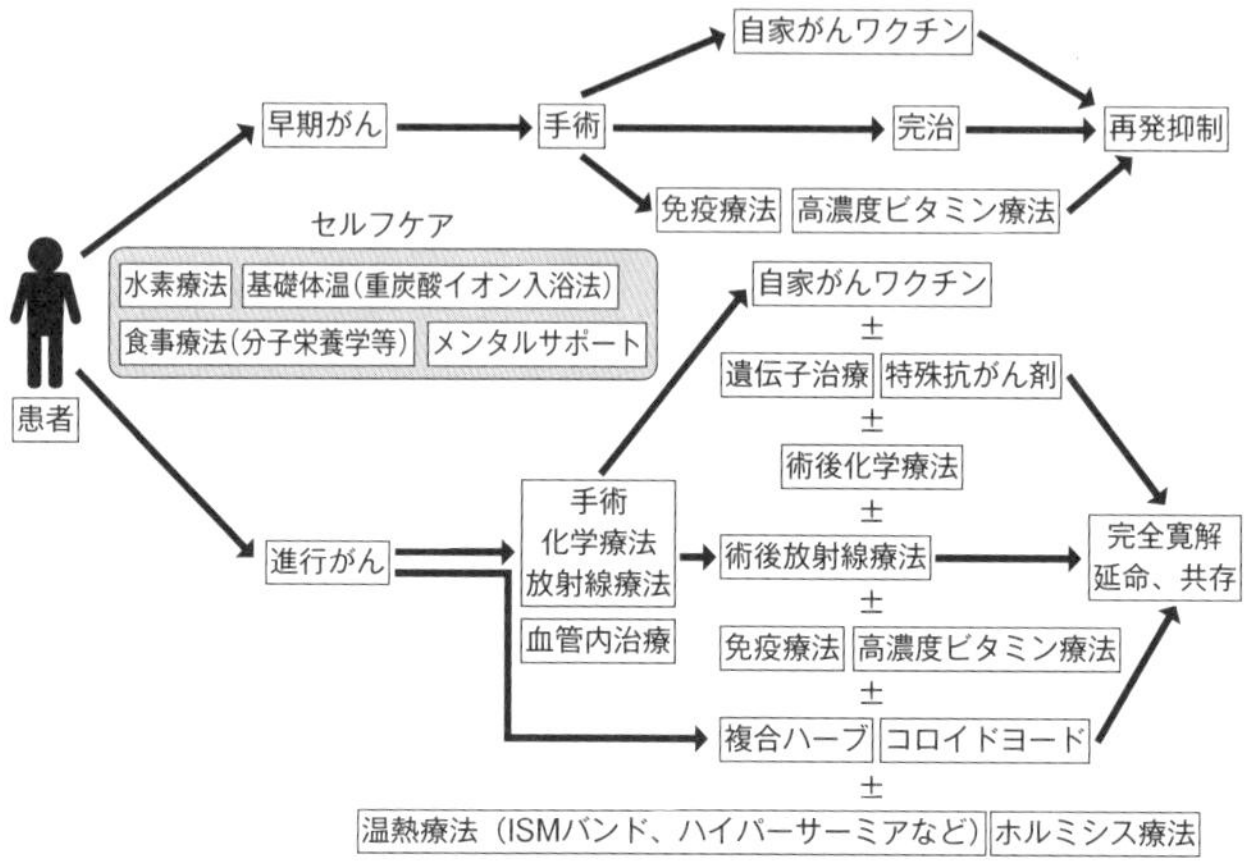

第3章

免疫細胞ＢＡＫ療法：免疫力を武器にがんに打ち克つ

Part 1

免疫力と免疫細胞の基礎知識

近年の医学界で最も注目され研究が進んでいるのが、人が持つ「免疫力」に関する分野です。免疫とは、「外から入ってきた異物や、体内に発生した異物を自らの力によって排除する機能」のことで、「体の防御力」です。

本章では、その免疫力を最大限に活用する最新のがん治療である「免疫細胞療法」について紹介していきます。**その基本的な考え方は、人が本来持っている防御力を圧倒的に高めてがん細胞を自分自身の力でやっつけようというものです。自分自身の免疫力を武器にがん細胞と闘うため、抗がん剤のような副作用がありません。安全で負担が少ない、効果のある治療法として認められています。**

免疫細胞療法の中でも最も注目すべき「ＢＡＫ療法」について説明する前に、まずは「免疫」について、もう少しくわしくお話ししたいと思います。

病原体が体に入ってくると、体が学習して攻撃する方法を覚え、新たに外から侵入してきた同じ種類の病原体を効率よく攻撃する仕組みができます。この仕組みを「免疫」といいます。

免疫と言ってまず頭に浮かぶのは、はしかやインフルエンザなどの予防接種ではないでしょうか。無毒化あるいは弱毒化された病原体を含むワクチンを投与することで、病原体に対する攻撃方法を学習させることにより、感染症に対する免疫を予防的に獲得することが予防接種の目的です。病原体に対する抵抗力が備わった状態を「免疫がついた」「免疫がある」と言っているわけです。

人間の体は日々の生活の中で、病気の原因となるさまざまな細菌やウイルス（病原体）に接しています。食べ物の中に潜んでいる場合もありますし、結核ウイルスなどのように空気感染するものもあります。こうした**外界からの「異物」を認識・排除しようとする力が「免疫力」です。**この免疫システムにおいて中心的な役割を果たしているのが「免疫細胞」と呼ばれる細胞の集団です。

免疫細胞はいくつか種類があり、体内に侵入してくるウイルスや細菌、損傷・変異した細胞を攻撃するという共通点があります。それぞれ次のような特徴があります。

【免疫系幹細胞】

・NK細胞（ナチュラルキラー細胞）……血液中に侵入したウイルスが感染した細胞やがん細胞などの異物を攻撃する。

・γδT細胞（ガンマデルタティー細胞）……正常な細胞とがん細胞を見分けて、がん細胞を攻撃する。

・CTL（キラーT細胞）……がん細胞に対する攻撃力は強いが、一部のがん細胞しか攻撃できず、正常な細胞まで攻撃してしまうことがある。

・ヘルパーT細胞……休憩中の細胞を起こして、がんへの攻撃に加わるよう促す「伝令役」の細胞。

【骨髄系幹細胞】

・樹状細胞……攻撃を仕掛ける細胞に「これが敵だよ」と攻撃対象を教える、免疫の「司令塔」。

からだを守る免疫細胞

免疫細胞の種類と役割

血液には、白血球・赤血球・血小板などの成分が含まれています。実は、この白血球こそ免疫細胞なのです。白血球・赤血球・血小板は、すべて骨髄で造られます。すべての血球のもとになる細胞で複数の種類の細胞に分化する分化多能性をもつ「多様性造血幹細胞」がこれらの元になる細胞です。多様性造血幹細胞が「免疫系幹細胞」と「骨髄系幹細胞」に分化し、さらに免疫系幹細胞がγδT細胞、NK細胞、CTL、ヘルパーT細胞などに、骨髄系幹細胞が樹状細胞などに、それぞれ分化・成熟していくのです。

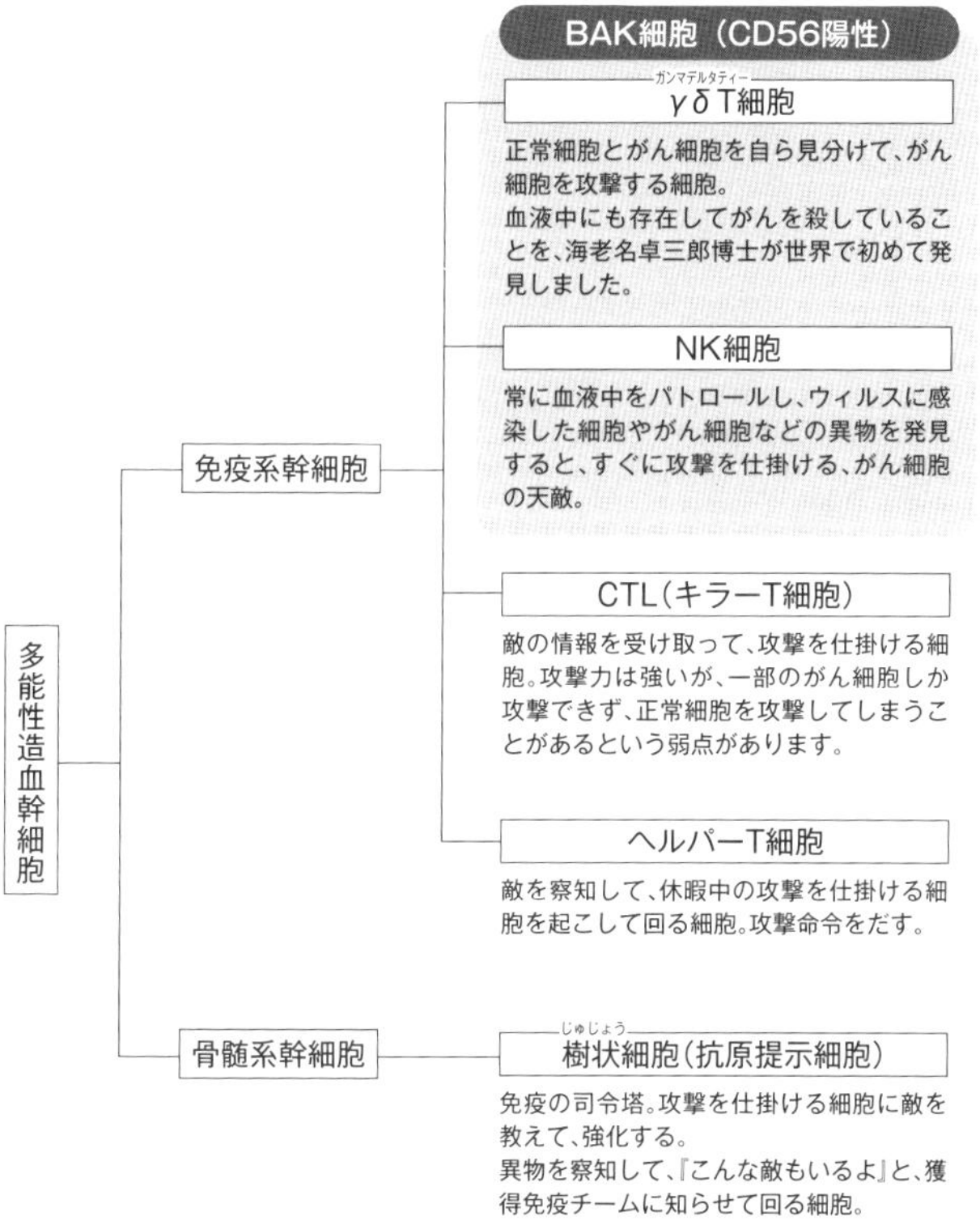

この中で、最も知られているのは「ＮＫ細胞」です。テレビなどで「ＮＫ細胞を増やすと免疫力がアップする」とよく紹介されています。ＮＫ細胞は常に血液中をパトロールしており、異常を発見するとすぐに攻撃を仕掛ける行動的な細胞です。笑ったり、自然に触れたりすると活性化するので、免疫力についての特集される時には必ず取り上げられる細胞です。

実際はＮＫ細胞のみではなく、さまざまな免疫細胞が連携し合って、それぞれの役割を果たし、自分自身の体を守っています。

この免疫システムを利用して行う治療が

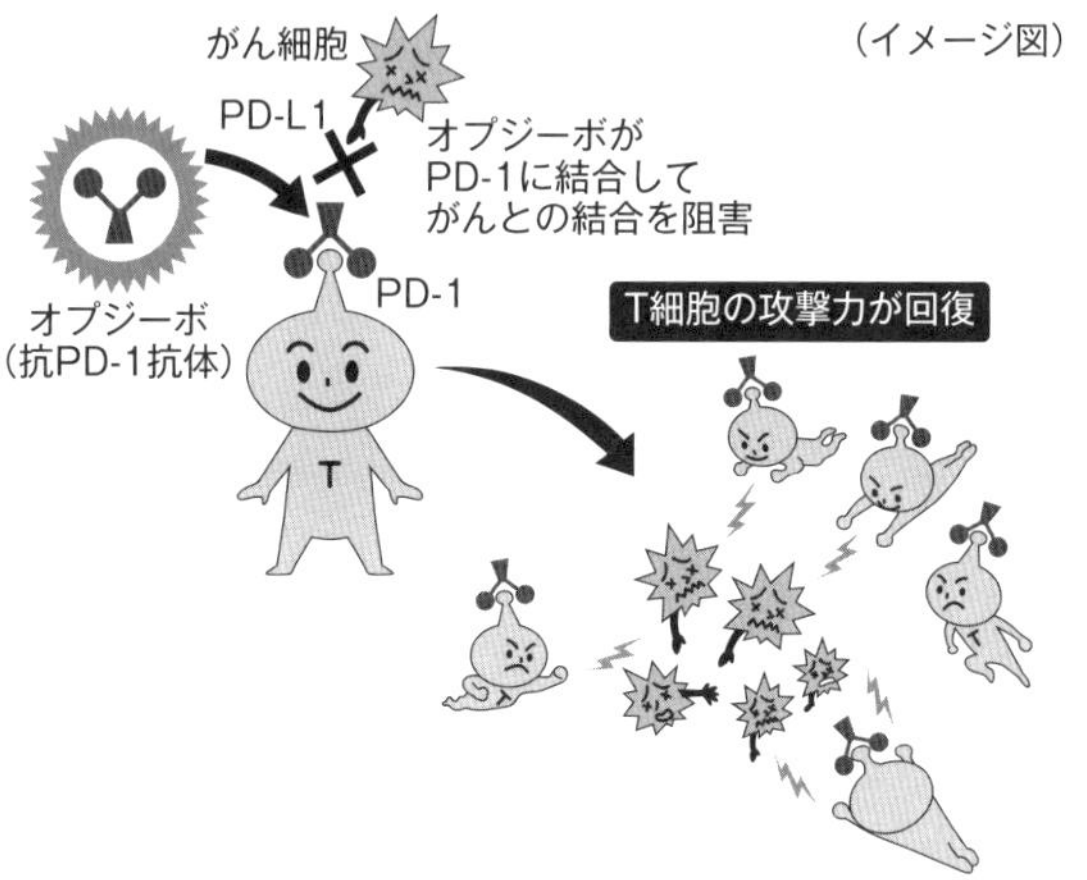

「免疫療法」です。

皆さんの記憶に新しいのは新薬「オプジーボ」ではないでしょうか。これはノーベル賞を受賞した本庶佑《ほんじょたすく》教授が発見した免疫細胞（活性化T細胞）の表面にある「PD－1」に作用する薬です。PD－1はがん細胞を攻撃する免疫細胞の動きを制御する（がんへの攻撃回避を促進する）働きがあります。がん細胞は免疫細胞のPD－1と結合してがんへの攻撃力を弱めてしまいますが、オプジーボはがん細胞とPD－1との結合を阻害することにより、がん細胞により不応答となっていた免疫細胞（T細胞）を回復・活性化させ、抗腫瘍効果を示します。「まったく新しいアプローチでがんを退治する薬」として大きな話題になりました。

このほかに、インターフェロンやインターロイキンを投与して免疫力を高める「サイトカイン療法」、特殊な薬剤と近赤外線を用いてがん細胞を破壊する免疫療法を組み合わせた「光免疫療法」などもあります。

現在、日本で実施されている免疫療法は少なく見積もっても20種類以上あり、それぞれにメリット・デメリットがあります。

免疫力でがんの増殖を抑えるＢＡＫ療法

免疫細胞療法の中で、現在、最も注目されているのがＢＡＫ（BRM Activated Killer：生物製剤活性化キラー）療法です。

ＢＡＫ療法は、患者さんの血液からリンパ球を分離して、それを特別な培養液で増殖・活性化させ、患者さんの体内に戻すことで自らの免疫力を上げ、がん細胞を駆逐する治療法です。培養する免疫細胞は血液を基にしているため、白血病や悪性リンパ腫など血液のがんを除いた、すべての固形がんに効果があります。

ＢＡＫ療法は基本的に外来で治療を行います。

外来で、まず始めに採血をします。一度に採る血液量は20㎖ほどです。採血が済んだらすぐに帰宅することができます。

採取した血液は、培養を行う専門の施設に送られます。患者さん自身の免疫細胞を約2週間かけて培養し、免疫細胞の数を１００～２００億個まで増殖させます。

免疫細胞の数を大量に増やし、同時に免疫細胞を活性化することがこの治療の根幹です。なぜなら、免疫細胞は体内の正常な細胞以外の細胞を攻撃して駆逐するので、元気な免疫細胞の数を増やすことは強兵を増やすことになり、病気への「攻撃力を高める」ことにつながるのです。

●治療の流れ

(1) 採血

患者さんから約20㎖の末梢《まっしょう》血を採血します(約5分)。

(2) リンパ球(免疫細胞)の抽出

採取した約20㎖の末梢血から1000〜2000万個のリンパ球を抽出します。

(3) 培養

リンパ球を培養して、100〜2000億個まで増やします(約2週間)。

(4) リンパ球の回収

リンパ球のみを回収し、特殊な処置で、リンパ球のがん細胞への攻撃力を強化(活性化)します。

(5) 点滴

２００㎖の点滴液に活性化されたリンパ球を入れ、点滴静脈注射により患者さん自身へリンパ球を戻します（約60分）。

(6) 駆逐

活性化されたリンパ球が、体内のがん細胞をリンパ球自身が見つけて駆逐します。

●特殊血液検査

ＢＡＫ療法では採血と同時に、血液の成分検査も行います。

がんになると、健康な時にはほとんど見られない特殊な成分が血液の中に出現します。この成分を「腫瘍マーカー」と言い、がんの進行度の目安となります。20項目以上の腫瘍マーカーの検査をします。

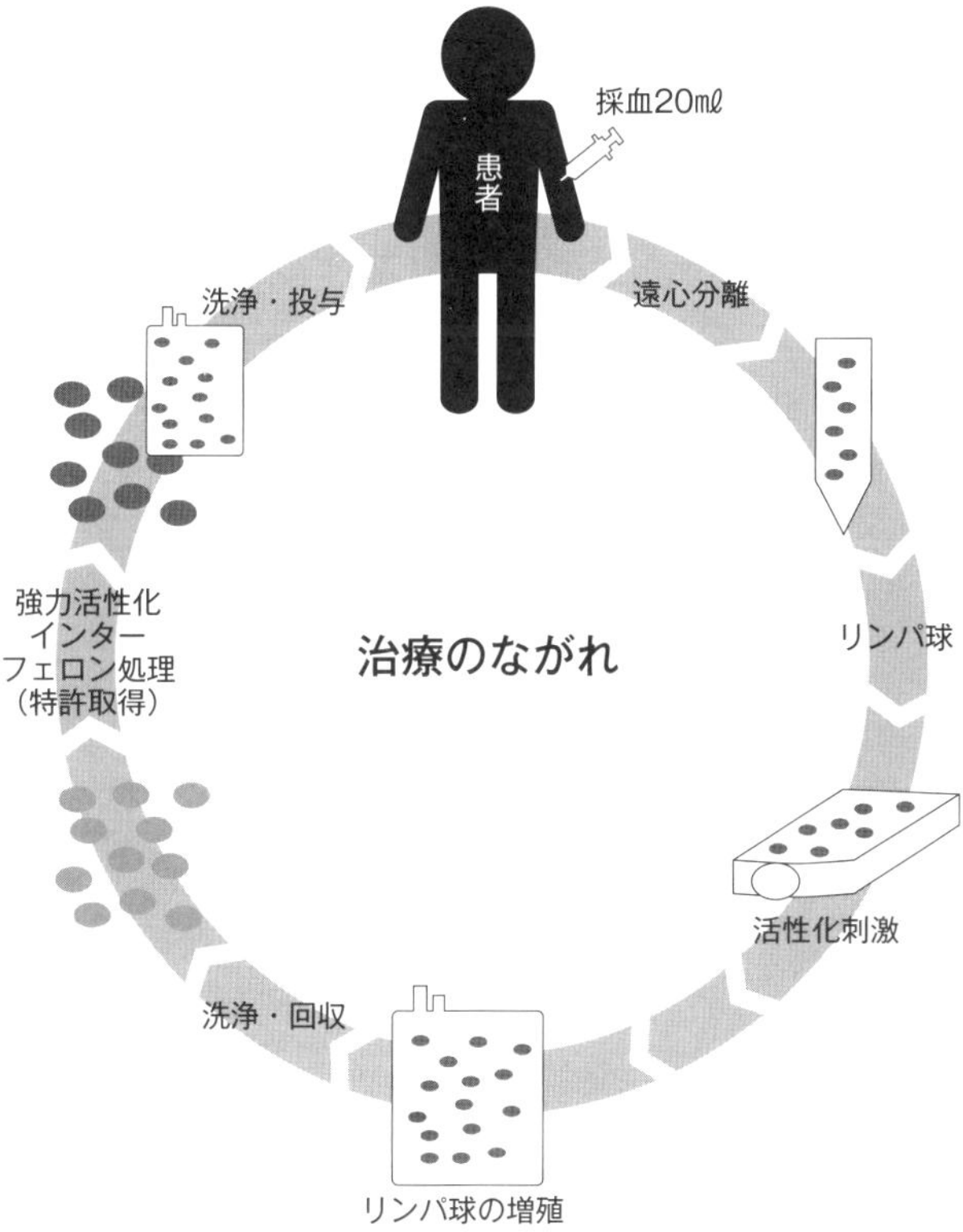
患者
採血20mℓ
遠心分離
リンパ球
活性化刺激
リンパ球の増殖
洗浄・回収
強力活性化
インター
フェロン処理
（特許取得）
洗浄・投与
治療のながれ

ＢＡＫ療法の効果

ＢＡＫ療法は、患者さんご自身の免疫細胞を増やし、強化させて患者さんの体内に戻す方法です。なので、「患者さんにある程度の免疫力が残っていること」、そして「培養する素《もと》となる免疫細胞が採血で取れること」が、治療可能かどうかの判断条件となります。

免疫力が残っているかどうかは、血液検査で「α１－ＡＧ」を測定することにより判断が可能です。α１－ＡＧは、主に肝臓で作られる成分で、組織の損傷や感染、炎症により誘起されます。免疫機能が低下したり、栄養状態が悪化したりすると、α１－ＡＧが増加します。α１－ＡＧが96㎎／dl以上になると、免疫力がかなり衰えており、ＢＡＫ療法の効果が認められなくなります。

α１－ＡＧが96㎎／dl未満の患者さんにＢＡＫ療法を行った場合、末期がん、高度進行がんの患者さんの76％に有効な結果（長期不変以上の治療効果）が出ています。

BAK療法による治療効果

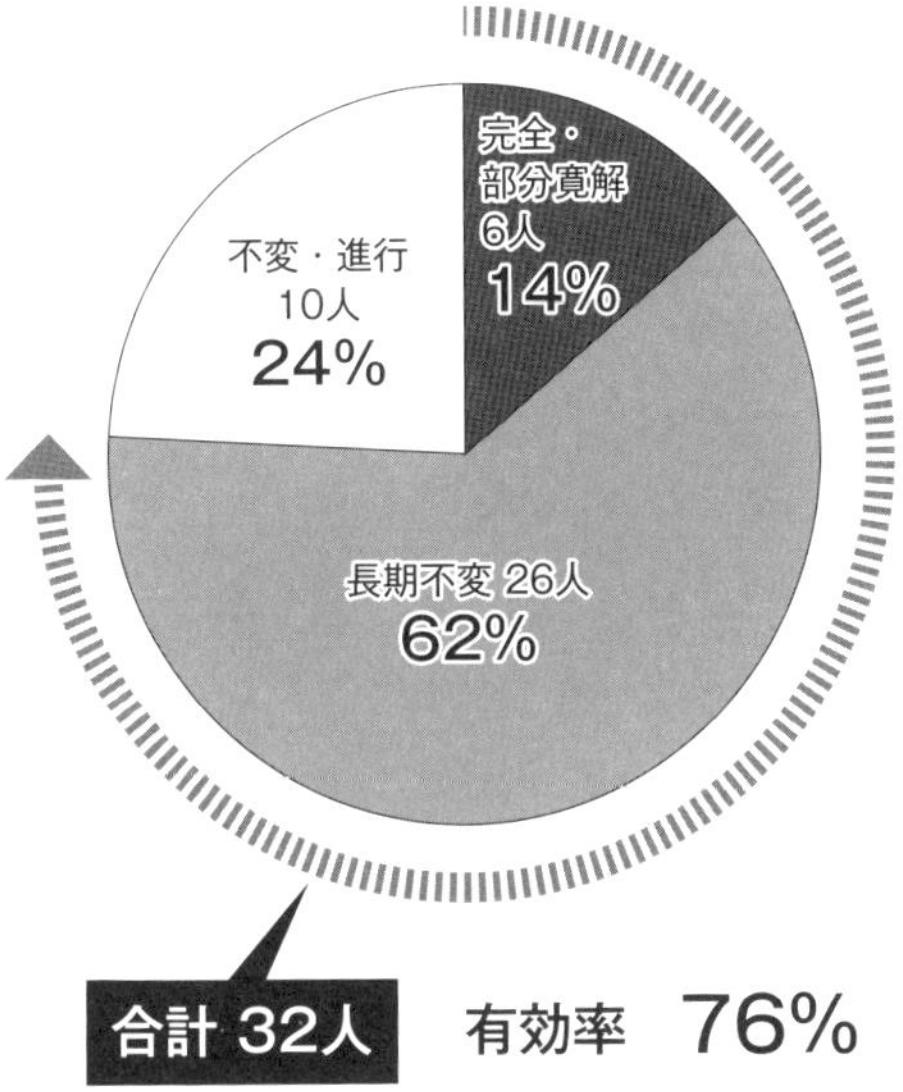

学術誌『Cancer　Immunology, Immunotherapy』より記載

完全寛解	腫瘍が見えなくなったもの	有効
部分寛解	画像上のがん面積が半分以下になったもの	有効
長期不変	画像上のがん面積が変わらない状態が6カ月以上続いたもの	有効
不変	画像上のがん面積が変わらない状態が6カ月以下だったもの	
進行	画像上のがん面積が25%増加したもの	

治療効果

海老名卓三郎博士の研究治療データ（2015年1月現在）

▶延命効果が認められたケース
（α1-AG 96mg/dl未満）
高度進行がん【ステージⅣ】並びに手術不能【ステージⅢ】

がんの種類	患者数	平均延命月
肺がん	68	49.6
大腸・直腸がん	51	45.4
乳がん	46	74.2
胃がん	30	36.8
頭頸部がん	23	54.9
前立腺がん	17	68.7
卵巣がん	15	51.2
子宮がん	15	77.8
膵臓がん	12	19.2
食道がん	10	77.0
腎細胞がん	9	80.0
膀胱がん	8	54.6
悪性黒色腫	4	55.5
胆管がん	3	47.0
その他	22	—
全固形がん	333	55.2

平均延命期間は55・2カ月（4年強）です。中には腫瘍が見えなくなった「完全寛解」のケースもあります。

α1－AGが96㎎／dl以上の患者さんに行った場合は、余命は多少延びたものの、大きな治療効果は認められませんでした。

つまり、BAK療法は免疫力が極端に低下してしまう前に行うことが肝心です。

ＢＡＫ療法は患者さんに負担をかけない

採血と点滴で行えるＢＡＫ療法は治療効果が高く、患者さんへの負担が少ないことが大きなメリットです。

・事前準備は採血のみ（約5分）&治療は点滴のみ（約1時間）

ＢＡＫ療法で事前準備として必要なのは、採血のみです。20㎖程度の血液を採取するだけですので数分で終わります。問診を含めても数十分です。

培養が終わった免疫細胞を体内に戻すのは点滴によって行いますが、この点滴は1時間程度で終わります。採血も、点滴も日帰り（外来治療）でできますので、治療のために入院する必要がありません。

・日常生活に影響しない治療

ＢＡＫ療法は毎月1～4回の点滴を12回行うことを1クールとして、集中的に治療を行います（症状によって、治療回数や治療頻度は変わります）。

1回の治療は、「問診→採血→培養→点滴」という流れで行います。この治療を12回繰り返し、1クールの治療を終えた時点で、治療効果や患者さんの状態を評価します。必要があれば、再度治療を行います（1クールずつ追加していきます）。

採血も点滴も短い時間で済み、外来治療として対応することができるので、入院する必要がありません。仕事をしたり、学校に行ったりしながら治療ができます。

これまでと変わらない日常生活を送りながら治療ができることは、患者さん本人にとっても、ご家族にとっても、非常に大きなメリットです。

・副作用が少ない

抗がん剤と違って、自分の細胞を使って治療を行うため、副作用が少なく安全です。まれに投与した当日に発熱（38℃台）することがありますが、これは免疫が活性化している証拠であり、副作用ではありません。翌日には平熱に戻ります。

Part 5

「がん細胞を攻撃するキラー活性」で特許を取得

画期的ながん治療であるＢＡＫ療法を開発したのは、宮城県立がんセンター研究所の免疫学部長を務めた海老名卓三郎博士です。

自己免疫を利用するがん治療はほかにもいくつかありますが、ＢＡＫ療法は免疫細胞を増やす能力が圧倒的に高いことが特徴です。

ＢＡＫ療法では、「ＳＡＬＹ培地」という免疫細胞増殖能力が非常に高い培地（細胞の栄養源）を用いて、免疫細胞を培養しています。通常の培地では10～60億個程度にしか免疫細胞が増えませんが、ＳＡＬＹ培地では１００～２００億個に免疫細胞を増やせます。ＳＡＬＹ培地は、人やほかの動物種の血清を使用していない無血清培地なので、未知の病原ウイルスやマイコプラズマ、細菌等の混入の恐れがなく、極めて安全な培地です。

免疫細胞を増強・活性化させる物質であるインターフェロンα、インターロイキン２の

お手数ですが
切手を
お貼りください

郵便はがき

150-8482

東京都渋谷区恵比寿4-4-9
えびす大黒ビル
ワニブックス 書籍編集部

お買い求めいただいた本のタイトル

本書をお買い上げいただきまして、誠にありがとうございます。
本アンケートにお答えいただけたら幸いです。
ご返信いただいた方の中から、
抽選で毎月5名様に図書カード(1000円分)をプレゼントします。

ご住所 〒

TEL(- -)

(ふりがな)
お名前

ご職業

年齢 歳

性別 男・女

いただいたご感想を、新聞広告などに匿名で
使用してもよろしいですか? (はい・いいえ)

※ご記入いただいた「個人情報」は、許可なく他の目的で使用することはありません。
※いただいたご感想は、一部内容を改変させていただく可能性があります。

●この本をどこでお知りになりましたか?(複数回答可)

1.書店で実物を見て　2.知人にすすめられて
3.テレビで観た(番組名:　)
4.ラジオで聴いた(番組名:　)
5.新聞・雑誌の書評や記事(紙・誌名:　)
6.インターネットで(具体的に:　)
7.新聞広告(　新聞)　8.その他(　)

●購入された動機は何ですか?(複数回答可)

1.タイトルにひかれた　2.テーマに興味をもった
3.装丁・デザインにひかれた　4.広告や書評にひかれた
5.その他(　)

●この本で特に良かったページはありますか?

●最近気になる人や話題はありますか?

●この本についてのご意見・ご感想をお書きください。

以上となります。ご協力ありがとうございました。

処理により細胞を攻撃する力であるキラー活性を増強しています（免疫細胞を活性化）。「がん細胞を攻撃するキラー活性を増強したリンパ球」として特許を取得しています。

一般の免疫細胞療法では主に「ＣＴＬ」という細胞を使用しています。がんが進行すると、がん細胞の最大70％はＣＴＬが認識できないように形を変えてしまいます。したがって、ＣＴＬは進行がんを認識・攻撃することができなくなり、治療効果が圧倒的に下がってしまいます。

ＢＡＫ療法で使う「ＮＫ細胞」は、正常細胞を認識し、それ以外のがん細胞を攻撃します。「γδＴ（ガンマデルタティー）細胞」は、がんが進行しても、がんを認識することができます。ＮＫ細胞とγδＴ細胞を治療に用いることにより、進行がんに対しても治療効果が認められますし、高い治療効果で治療を継続することもできます。

Part 6

末期の肺がんでも効果を実証

ＢＡＫ療法はすべての固形がんに効果がありますが、特に効果がわかりやすいのが肺がんです。

２０１７年に発表された厚生労働省の『人口動態統計』では、日本人の死因の１位であるがんの中でも、部位別では肺がんが男性の１位、女性の２位と上位を占めています。肺がんは治療が難しいがんのひとつです。ステージⅣの高度進行がんの「５年生存率」は４・８％、ステージⅢでも22・４％と、現代の医学をもってしても非常に低い治療成績となっています。

しかし、ステージⅢ、およびⅣの状態でＢＡＫ療法を行った患者さんの平均延命期間は55・２カ月（約４年）と著しいものです。抗がん剤を使った場合の平均延命期間が６～７カ月（約半年）であることを考えれば、55・２カ月というのが、どれだけすごい数字かがわかります。ＢＡＫ療法により、化学療法の約８倍も延命し、しかも副作用がほとんど認

肺がんの病期別生存率（対象：2006～2008年に診断を受けた患者さん）

病期	症例数（件）	5年相対生存率（%）
I	7,134	83.8
II	1,309	50.1
III	4,309	22.4
IV	5,011	4.8
全症例	18,048	44.7

全国がん（成人病）センター協議会の生存率共同調査（2017年７月集計）による

められないのです。

●「局所投与」で肝臓がんがなくなった

活性化リンパ球は点滴で投与することがほとんどですが、直腸がんが肝臓に転移してしまった患者さんに肝動注（肝臓の動脈に活性化リンパ球を投与）したところ、肝臓に転移したがんがきれいになくなったという事例があります。

この「局所投与療法」によって、さらに精度の高い治療ができることが期待されています。

コロイドヨード療法との併用

ＢＡＫ療法は採血してから免疫細胞を培養し、実際に投与（治療開始）するまでに、約2週間を要します。その間、患者さんは、培養が終わるのをただ待っていなくてはならないので、この待っている時間を有効な期間にするために、コロイドヨード療法を併用して行うことをおすすめしています。

ＢＡＫ療法は、自身の免疫力を上げて、体内に発生した異常な細胞を攻撃する治療です。**コロイドヨード療法は、がん細胞を選択的に攻撃し、弱っている正常細胞を活性化して、免疫力も上げる治療です。このふたつの療法を同時に行うことで相乗効果が生まれ、治療成績を上げ、心身の状態を改善することができます。**

実際、ＢＡＫ療法とコロイドヨード療法の併用で、末期のがんが小さくなったり、がんの進行が止まったり、重度の白血病が寛解したといった例もあります。「もう手の施しようがない」と医師に言われ、余命宣告を受けて入院先の病院を追い出されてしまった患者さんでも、病状が好転して大幅に余命が伸びた例もありました。

末期がんの場合、完治することはなかなか難しいですが、少ない負担でしっかりした相乗効果が出ますので、ＢＡＫ療法とコロイドヨード療法の併用は検討してみる価値が大いにあります。

「この治療を受けて本当によかった」と思ってくださっている患者さん本人やご家族が、たくさんいらっしゃいます。

●再発防止にも効果あり

最新のがん治療であるＢＡＫ療法やコロイドヨード療法は、ほかの治療との併用によって大きな相乗効果を発揮することができます。そして、ほかの治療の効果を妨げることもありません。

例えば、がんを手術によって除去した後の患者さんには、再発を防止する手段としてＢＡＫ療法をおすすめしています。ＢＡＫ療法は、自身の免疫力を上げることにより、検査で確認することができないがん細胞に対して攻撃することができます。**つまり、細胞レベルで予防することができますので、再発のリスクは限りなく低くなります。**手術を行った後の患者さんは、「本当にがんが全部取り切れたのだろうか？」「がんが体内にまだ残っているのではないだろうか？」「再発してしまうのではないだろうか？」と、非常に神経質な精神状態になっていることがほとんどです。再発を未然に防ぐことができるＢＡＫ療法の説明をし、ＢＡＫ療法で併用治療してもらうと、とても安心して穏やかな気持ちになれます。

再発予防で行った場合の効果ですが、平均延命期間が１２１・１カ月と、10年以上も延びます。一般に、５年間再発がなければがんは「完治」とみなされますので、再発予防対策としてＢＡＫ療法を行ったほうがいいのは間違いでしょう。ＢＡＫ療法が微小がんを治療するのです。

ＢＡＫ療法によく似た免疫細胞療法に「樹状細胞療法」「ＣＴＬ療法」などがあります。いずれも免疫細胞を体外で増やした後、再び体内に戻すという治療過程は同じですが、増やす細胞の種類や、体に戻した後で攻撃する細胞の種類が異なります。樹状細胞療法とＣＴＬ療法は、特定のがん細胞だけを攻撃する治療ですが、**ＢＡＫ療法は正常な細胞以外のものをすべて攻撃する治療なので、免疫細胞療法の中で最も強力な効果が期待できる治療と言えるでしょう。**

Part 8

ＢＡＫ療法のデメリット

最新のがん治療として、第2章でコロイドヨード療法、この第3章ではＢＡＫ療法を紹介してきました。いずれも、治療効果が高く、副作用や後遺症の心配がほとんどない優れた治療法ですが、デメリットと言うべきこともあります。

ひとつは、保険診療対象外であるため、料金が高額であることです。標準治療と同時並行して治療する場合が多いので、その分の費用も含めると、治療費は多額になることでしょう。

コロイドヨードは製造が小ロットであることが高額の理由であることは先述しました。

ＢＡＫ療法の費用が高額になる理由は、患者さんの細胞を安全に培養するために、無菌室や細胞の培養を行う設備などを揃えた、かなり大掛かりな施設や人材が必要となるからです。

民間のがん保険に組み込まれている「先進医療」は、「陽子線治療」や「重粒子線治療」は対応していますが、免疫細胞療法に関しては、「ＮＫＴ細胞」を用いたものなどごくわずかしか対応していません。

自由診療で全額自費負担というデメリットはありますが、免疫細胞療法を行う患者さんはどんどん増えています。これは、ＢＡＫ療法などの免疫細胞療法が認知され、金額に見合う治療効果が期待されるようになってきたからにほかなりません。

ちなみに、ＢＡＫ療法とコロイドヨード療法は、どちらも国の医療費控除の対象にはなります。

実際の費用は医療機関によって違いがあると思われますので、事前に確認をされることをおすすめします。

もうひとつのデメリットは、実施している医療機関がまだ少ないことです。年々増えてはいますが、それでも全国どの病院でも行えるというわけではありません。点滴を定期的にしなくてはいけないことを考えると、地方に住んでいる方にはハードルが高くなるかもしれません。自宅から遠出をすると、身体的にも、金銭的にも大きな負担がかかることがあります。

まずはご自分の住んでいるエリアの近くに治療を実施している病院や医療機関はあるかどうかを、巻末のリストでご確認ください。

第4章

がんになったら何をすればいいか

Part 1

ふたりにひとりががんになる時代

いざ「がんに罹った」ことを告知されたら、動転するのも無理はありません。それががんという病気の「旧来のイメージ」だからです。**でも、今や日本人のふたりにひとりががんになる時代です。がんやがん治療のことを正しく知って対処し、恐れと前向きに付き合って、前進していきましょう。**

がんの告知を受けたら、何をするべきでしょうか? まずは押し寄せる感情を静めて、落ち着いて病状の概要を把握することからスタートです。

担当医師に納得できるまで確認すべきことは、次の内容です。

- がんは、どの部位に発症したのか。
- どのような状態で、どれくらい進行しているのか(ステージ)。
- 現時点で考えられる治療法にはどのようなものがあるか。

ここから先は、がんに打ち勝つためにさまざまな決断を自分自身でしていく必要があります。そのためには、最新の正しい情報を集めることが大切になります。

当初はパニック状態になってしまうかもしれません。そんな時に便利なのが、全国各地のがん診療連携拠点病院が設置している「がん相談支援センター」です。病院の機関ということもあり、かなり具体的なことにまで答えてくれます。

国立がん研究センターでは、新規の患者さんに向けた「がんになったら手にとるガイド」をウェブ上に掲載していますので、そうしたものを参考にするのも良いでしょう。

https://ganjoho.jp/public/qa_links/hikkei/index.html

これで「誰にも相談できない」「何を頼りにすればいいかわからない」という最悪の状況は回避できるはずです。

Part 2

情報といかに付き合うべきか

がんに立ち向かうためには、自分自身で決断しなければならないと先に述べましたが、その判断をするためには、何を根拠にすべきでしょうか。それは人それぞれの考え方で決まります。

ご自身で納得できるまで情報を集めて判断する。信頼している人のアドバイスに従う。野生のカンを頼りに決める人もいるかもしれませんし、信仰する宗教の教義に従う人もいるかもしれません。

何が正しいというのはありませんが、医師としては、医学はあくまでも科学を根拠として実施するものなので、患者さんにもその点は理解していただきたいと思います。

一般論で話をすれば、現在は超高度情報化社会ですので、知りたい情報は比較的たやすく入手できます。インターネットにアクセスすれば、世界中のどんな情報もたちどころに手に入ると言っても過言ではありません。

ですから、納得がいくまで情報を集めて、その中で決断するというのがひとつの主流になっています。

しかし、がん治療のような命に関わる大切な情報を集めるのに、インターネットだけに頼るというのは感心しません。

なぜなら、ネット上の情報はあまりにも雑多で、信頼するに足らないものも多く出回っています。個人の考え、ひとつの体験に基づいたもの、表面的なものも少なくありません。それにも増して警戒すべきは、有益な情報であるかのように装って、その実は手の込んだ宣伝であったり、意図的にある方向へ導いたりする、いわゆる「ステルスマーケティング」が非常に多いことです。

企業の宣伝であればそのつもりで見ていますが、一般個人の感想やクチコミを装ったものであれば、それを見抜くのは大変な作業になります。ネット上の評判は、いいものも悪いものも鵜呑《うの》みにできないと思うべきです。

近年では、医療機関がホームページ上で、情報を開示するケースも増えています。例えば、がんの手術であれば、「治療実績」として「手術件数」や「治療成績（生存期間や5年生存率など）」を公開している病院が増えてきました。

手術件数が多い病院は、治療に慣れていると思われますが、ひょっとしたら所属している医師が多く、ひとりひとりの医師の経験は乏しいかもしれません。

治療成績が抜群に良く見えても、対象のがんが治りやすいものばかりであるかもしれません。

逆に、治療成績が極端に悪くても、非常に難しい手術や、症状が進行してしまった患者さんに対しても真摯に取り組んでいる高い技術を持った医師であるかもしれません。それを正確に読み取るというのは、一般の人にとっては決して容易なことではありません。

このようなネット上の情報を正確に評価するためには、専門的な知識や実際の経験を積んでいることが必要です。

診断をしてくれた医師など、専門家の意見を聞くことも大切です。

どのように主治医を決めるか

がんの治療は、医師だけができることです。ですから、**納得のいく治療ができるかどうかは、すべて主治医にかかっていると言ってもいいでしょう。**

主治医は、最初に診断をつけてくれた医師でなくても構いません。もちろん、最初に担当してくれた医師が信用できると思ったら、その人を頼るのもひとつの選択肢です。私自身も、ご縁あって自分のところに受診してくださった患者さんには最善を尽くします。

しかし、たまたま始めに診てもらった医師が、自分の大切な命を預ける人としてふさわしいかどうかと、疑問に感じることがあるかもしれません。それは当然のことです。

現在は、最初に診断してもらった医師にずっと治療をお願いすることが大切な礼儀であるという時代ではありません。

がん専門の医師であっても、得手・不得手はあります。技術は素晴らしくても、人間性が受けいれられなかったり、信頼できなかったりする場合もあります。

ですから、本格的に治療をスタートする前に、「主治医を決める期間」を設けるのはいいことだと思います。

自分なりにメディアやインターネットで情報を集めたり、経験者や知り合いの意見を聞いたり、あるいはかかりつけの医師に紹介してもらうのもいい方法だと思います。

また、治療がスタートしたあとでも、治療の進め方や、方針について、納得がいかないようであれば、担当医以外の第三者的な立場の医師に意見を求めること（セカンドオピニオン）も重要です。

がんになった患者さんが、より良い最新の治療に巡り会い、良い治療結果につながれるよう、できるだけ具体的に、医師の視点からアドバイスをお伝えします。

「名医」と言うと、いつもメディアに登場しているような医師を想像するかもしれません。たしかに、そういう医師の中にも名医はいますが、本当の名医は、メディアなど表に出ることはめったにありません。

なぜなら、病院の中で日々手術や治療を全力で行っていますし、メディアに出るために働いているわけではないからです。

本当の情報を持っているのは、現場の医師であり、医療関係者です。理想はそういう人たちに確認することです。**特に、手術や放射線治療などのように「治療結果が医師の技量に大きく左右される」場合は、極力、医療従事者に意見を求めてください。**

また、冷静かつ客観的な視点から、情報を精査することも大切です。自分自身のことを冷静に評価することは難しいので、信頼できる人に必ず相談して、客観的な意見も確認してください。

インターネットで情報を得ることが当たり前になった現在だからこそ、「信頼できる人に確認する」ことが、一番安全で確実な方法だと思います。

Part 4

良い医師の見極め方

後悔のない、満足のいく「がん治療」を行うためには、医師との関係性が重要です。良い医師というのは絶対的なものではなく、患者さんとの関係性の中で相対的に決まるものなのかもしれません。

以下に、主治医を選ぶ期間に、良い医師を見極めるためのポイントを挙げてみました。

私自身がまだまだ未熟な医師であり、自分のことを棚に上げて「良い医師」について語るのは口幅ったいのですが、常に自分に言い聞かせて努力していることも含めてお話しいたします。

(1) 聴き上手な医師

初診の場合、診療時間の9割以上の時間を、患者さんの話を聴くようにしています。患者さんのことを知らないと、適確な治療ができないからです。

最初に、がん(病気)のことをどれくらい理解しているのか、どのような治療を望んでいるのか、どのようなことで困っているのかなど、患者さんを知ることが、信頼関係を築き、適切な治療を開始するのにとても大切です。

その人がどのような生活スタイルを送っているのか、人生においてどんなことを大切にしているかといった価値観も伺います。

その上で、「患者さんが大切にしていること」と「治療するうえで大切なこと」をすり合わせ、納得して治療に臨めるようにしていただきます。

治療中にはいろいろなことが起こります。医師が高圧的な態度だと、言いたいことがあっても言えなくなってしまい、不安が大きくなってしまいます。患者さんの心の動きを敏感にすくい取るには、まず聴くことが大切です。

(2) コミュニケーションがとれる医師

医師の中には、患者さんが受け止めきれない量の情報を矢継ぎ早に話すタイプの人がいます。それはかえって患者さんを不安にさせてしまいます。

ただでさえ、がんになって心細く心配になっているので、まずは患者さんの聞きたいことを、わかりやすく誠実に伝えることが大切です。

(3) 柔軟な対応ができる医師

経験のあるベテラン医師に多いのですが、患者さんの希望を聞かず、一方的に治療法を指示する人がいます。

治療の主役は患者さん自身であり、医師ではありません。いくら正しい治療法を伝えているとしても、患者さんがきちんと納得できない状態ではいい治療を行うことができませんし、そもそも信頼関係を築くことができません。

自分のペースを押しつけるのではなく、患者さんが納得できるよう、少し時間をおいたり、治療の順番を調整したりして、適切なタイミングで治療を進めていくことも大切なことです。

(4) 最新の医療知識を持っている医師

医師が最新の医療事情にどれくらい精通しているのかもとても重要な要素です。がんの治療は日進月歩で進化しています。

昔の知識をアップデートしていない医師が担当医になると、それだけで良い治療を行うチャンスを逸してしまいます。

日々の仕事に忙殺されて情報収集ができない、あるいは従来の治療方法のみにこだわるばかりに最新の治療方法に疎いといった医師は少なからずいます。

がん治療は、従来の標準治療「手術」「抗がん剤治療」「放射線治療」だけではありません。標準治療との相乗効果が見込める、より高い治療効果が期待できる、患者さんの負担を軽減するといった治療方法なら、患者さんのために選択肢を用意すべきです。

主治医の知識量、情報収集の能力が高ければ、たくさんの最新の治療方法から選択することができます。**「標準治療のほかに、このような治療の選択肢もあります」と提案できる医師が理想です。**

Part 5

治療成果を上げるために必要なこと

初めてがんと診断され、これから治療を始めようとする際に、どの治療方法が自分にとって最善なのか、明確にわかる患者さんはいないでしょう。慣れないことの連続ですし、精神的にも動揺しています。医学的知識もないので、「医師の言うとおりにするのがベストだろう」と思う方も多いでしょう。

治療方法は医師が決定するものではありません。治療方法の選択は、患者さん自身が行うものです。医師は、経験と知識に基づいて、「この治療方法が最適ですよ」「こういう治療がありますよ」「この治療法が最も負担が少ないですよ」といったようなアドバイスを行いますが、**最終的には、必ず患者さんの意思を確認し、同意を取ることが必要となっています。逆に言えば、患者さんが同意しなければ治療を始めることはできません。**

研究熱心な患者さんの中には、新しい治療法や標準治療以外のものに取り組んでみたいとおっしゃる方もいます。その場合も医師はでき得る限り希望に沿った治療ができるように考慮するべきです。「お任せします」とすべてを任せてくださる場合は、医師が最善の方法を説明、提案して患者さんの許諾を得ます。

いずれの場合も、「治してもらう」と医師任せ、他人任せにするのではなく、主体的に「治そう」「治ろう」という気持ちを持つことが何より大切です。**自分が受ける治療の内容を理解し、医師と患者で目標を共有し、「主体的に治療を受ける」ことが治療成果を上げることにつながります。**

がん治療はオーダーメイドが理想

がんに対する治療は、「プロトコール」という一律の治療ガイドラインはありますが、すべての人に当てはまるわけではありません。年齢や性別はもちろん、体質も、食生活も、考え方も千差万別。100人いたら100とおりの人生が存在します。ですから、**ひとりひとりに合った治療計画を立て、サポートをする「オーダーメイド医療」を行うことが、治療成績の向上につながります。**

そのためには、どんな治療がベストなのかということを、医師と患者さんが対等な立場で話し合う必要があります。患者さんの状態や考え方を考慮し、適切な治療計画を立てることができる医師が理想です。

患者さんの中には「お医者さんにこんなことを要求したら悪い」「主治医がせっかく提案してくれた治療法だから断れない」と考え、言われるままの治療を行っている方も少なからずいます。しかし、がん治療の主体は患者さんで、医師はあくまでもサポート役です。自身の希望や考え、現状などをきちんと伝え、心から納得して治療を受けることが、結果としていい治療結果につながります。

もし「この方法は不安です」「こういう治療を試してみたい」「サプリメントを摂取したい」などのリクエストがあれば、どうか恐れずに医師に伝えてみてください。そこで嫌な顔をするような医師なら、担当医の変更を検討することが必要かもしれません。

治療をどう評価すればいいか

がん治療中の患者さんにとって、「治療の評価をする」ことはとても重要です。現在の病状を把握し、自分が受けた治療がどのくらい効果があったのかを評価することで、その後の最適な治療が明確になります。


ここで知っておきたいのは、正しい評価方法です。

「評価」というと、どうしても「がんが小さくなった」とか「がんが消失した」という観点だけで見がちです。そして、状況が変わらなかったり、ちょっと悪くなっていたりするとがっかりしてしまいます。

ところが、医師の視点から見ると、治療を行うことによって、がんの進行を遅らせることができたら成果です。**進行が止まっていたら（状況が変わらなかったら）、その時点では大きな成果なのです。**

医師はがん治療の一部分をみているのではなく、全体をみて評価しています。治療の全体像がわからなければ、主治医にくわしく説明してもらってください。できるだけ客観的かつ具体的なデータを出してもらうことも大切です。

代替療法を行っている方に多い傾向ですが、「体調が良くなった気がする」「前よりも悪くなったと感じる」というような「体感」だけで治療の評価をすることは、非常に危険な行為です。

心身に大きな負担やストレスをかけつづけることによってがんを発症していますので、心身を整えることをすれば、体調は一時的に良くなることがほとんどです。客観的な検査も定期的に行い、治療を評価するようにしてください。

反対に、体調が悪くなっているけれど、治療が効いている場合もあります。現状がわからないと、治療を勝手に止めてしまう可能性があります。

「せっかくここまで頑張って、これから体調も良くなっていくところなのに……」と、担当医ががっかりしてしまい、医師と患者の関係性まで悪くなってしまうかもしれません。**わからないこと、心配なことなどは臆せず質問し、納得して治療を継続していきましょう。**

治療方法をコロコロ変えることは、いい治療結果につながらない場合がほとんどです。数カ月といったスパンで治療を継続し、その時点で治療を評価してください。いい結果なら継続すればいいですし、悪い結果なら、治療方法を変えるか、新しい治療方法を追加することが必要です。

がんの治療は長期にわたります。治療の流れを長期的な視点で捉え、治療を行っていくことが、医師と患者さんのどちらにも、とても大切です。

Part 7

保険についての考え方

日本には「国民皆保険制度」がありますので、治療にかかった医療費の一部だけを自己負担する形になります。国民皆保険制度は、「質の高い医療をどんな人でも受けられる」という点で優れた制度ですが、治療にかかる総費用については無頓着になりがちです。

手術をするといくらかかるか、抗がん剤の治療は1回でいくらかかるか、救急車に乗るとどれくらいかかるかなど具体的な金額をご存知の方は少ないのではないでしょうか。

アメリカでは、公的健康保険に入れるのは一部の人のみですので、多くが民間の保険に加入しています。日本のようなシステムではないため、1回の治療で300万円以上かかることもザラです。当然、費用対効果についてはシビアになります。治療では医師に多くの選択肢を求めますし、「この薬は本当に必要か？」「もっと良い治療法がないか？」「治療効果はどちらがいいか？」など、自分でも検討し、納得して治療を選択します。

日本では、医師の決めた治療法や治療薬を受け入れるだけで、治療の目的や効果を十分に理解していない患者さんが多くいます。そこには公的保険に守られているという意識があると思います。治療は、患者さん自身に対して行うことなので、わからないことをうやむやにせず、気になることはなんでも医師に確認してください。治療をきちんと理解し、納得して、主体的に治療してください。結果的にそのほうが治療成績は良くなります。

医師のほうにも「患者は専門的なことは知らなくていい」と考えている人がいます。そこにもまた「費用の大半は健康保険からもらっている」という意識が見え隠れします。ですから、質問に対して適確な返答をもらえない場合は、担当医の変更を考慮すべきです。

日本の保険制度は、自動車保険のように「保険を使わなければ保険料が下がっていく」という「等級制」にすべきだと私は思います。そうすれば、風邪のような軽い病気では受診しなくなります。等級を少しでも良くしたいと思えば日頃から健康的な暮らしを心がけるようになります。いずれも保険医療費の削減につながるでしょう。

また、「民間のがん保険にも入っておいたほうが良いでしょうか?」と訊かれることがありますが、**医療費は高額になる場合が多いので、備えとしてがん保険に入っておいたほうがいいと思います。**ただし、先進医療をカバーしていない保険、あるいは保険でカバーできていない治療法も多いので注意が必要です。実際、コロイドヨード療法も、BAK療法もがん保険での適用はありません。

Part 8

がんは心の問題でもある

多くのがん患者さんを診てきてつくづく思うのは「がんは心の問題でもある」ということです。

日頃から抑うつ傾向にある人は、心を病んだ結果、がんになることがあります。反対に、がんと宣告されてから強い不安が出て、心まで病んでしまう場合もあります。実際、うつ病とがんは非常に深い関わりがあり、全がん患者の2~3割がうつ病を患っているというデータもあります。

がんになると、患者さんはさまざまなストレスに直面します。治療にかかる時間や労力など、がん治療そのものからの負担だけでなく、「これまでどおりの仕事ができるだろうか」「家族に苦労をかけてしまわないだろうか」「どうやって治療費を捻出しようか」など、生活や金銭面での不安は次々に湧いてきます。

「健全な精神は健全な肉体に宿る」と言いますが、まさにそのとおりで、心と体の両方が健やかでなければ真の健康とは言えません。ですから、医師は、患者さんのがん自体への治療を行うのと同時に、精神的なケアも並行して行うべきです。ところが、患者さんの心身ともに診ることができる医師は、そう多くはありません。心身ともに診ようとしている医師すら少ないのが現状です。

「私の考える一番いい治療方法をやりなさい」という具合に、患者さんの希望よりも自分のやり方を押し付けたり、多忙すぎるあまり、説明もそこそこに流れ作業的に患者さんを扱ったりする医師もいます。

患者さんがどんなことを望んでいて、医師は何をすべきなのか――常に自分自身にも言い聞かせていますが、「病気の治療は単に体を治せば良いというものではない」「心身をともに健全な状態に整えることが大切である」ということを強く思って、医師は治療に臨むべきです。

がん治療というのは、肉体的にも精神的にも膨大なエネルギーを必要とします。心から信頼でき、全力でサポートしてくれる医師とタッグを組んで、治療に臨んでください。

Part 9

家族が患者さんのためにできること

大切な家族ががんに罹ったら、誰でも平静ではいられず、うろたえてしまいます。助かるのだろうか、治療はつらくないか、仕事や生活はどうなってしまうのだろうか……心配事は多岐にわたります。

しかし、一番うろたえて、不安で押しつぶされそうになっているのは患者さんご本人です。家族が一緒に動揺してしまっては、患者さんをより不安にさせてしまいます。

まずは淡々と現実を受け止め、状況を正しく把握しましょう。

患者さんと一緒に医師の説明を聞いて、治療の目的や目標を共有します。患者さんは動揺して、医師の説明をしっかり聞くことができない場合がほとんどです。患者さんの中には、押し寄せる不安感から心の余裕を失い、医師や医療関係者に猜疑《さいぎ》心を抱いたり、攻撃的になったりする方もいます。**コミュニケーションの不全は治療に悪い影響をおよぼしますので、家族が緩衝材の役割を果たしてください。**

患者さんの代わりにさまざまな情報を集めてあげたり、治療中の患者さんの身の周りの世話をしてあげたりすることは、できるだけ行ってください。家族だからできることで、必ずしてほしいことは、患者さんの「精神的なサポート」です。特別なアドバイスをしたり、むやみに励ましたりする必要はありません。**話を聞き、気持ちに寄り添うだけで大きな励みになります。家族が与える安心感は、医師が与えることができませんし、治療成績に大きな影響をおよぼします。**

いくら家族でも、踏み込みすぎてはいけません。特に、治療方法を選択する時は、患者さん本人の意思を尊重するべきです。

子宮がんの患者さんを担当した時のことです。彼女は当初「子宮を絶対残したい」と希望されたので、手術以外の治療（代替療法）を行いました。体調は非常に良くなり、心も整ったので、とても幸せな生活を過ごせるようになりました。しかし、1年半くらい経過した頃から、がんが徐々に増大し始め、ほかの臓器を圧迫して痛みが出現し、出血を伴うようになりました。そのため、治療から2年過ぎた頃に手術を選択されました。

「だったら最初から手術をすればよかったのでは?」と思う方もいるかもしれませんが、彼女が自分の気持ちを整理するのに、これだけの時間を要したのです。もちろん、手術を行うまでは、標準治療以外でできる治療は全力で行っていました。現在も、がんが再発することなく、幸せに過ごされています。

ご家族はどうしても「早く治ってほしい」と思う気持ちから早急な決断を迫ることが多いのですが、時間をかけることが大切な時もあります。「何を大切にして生きているのか?」は、人それぞれです。

「支えなくては」という気持ちが強いあまり、患者さんの食が細くなったり、治療に後ろ向きな気持ちになってしまったりすることに対して、監視的な目を向けてしまったり、責めてしまったりすることにも注意してください。**温かい目で見守ることも立派なサポートです。患者さんをリードしようと張り切るのではなく、患者さんと並走するようなつもりで、ゆったり構えてサポートするのが一番です。**

第5章

がんを予防する暮らしの整え方

Part 1

がんは予防できる

先にも述べましたが、日本人のふたりにひとりががんになります。

逆に言えば、「ふたりにひとりはがんにならない」ということです。それでは、がんになる人とならない人とでは、どのような違いがあるのでしょうか。

医師としての長年の経験から、私には「がんになりそうな人」がわかります。私は「がんは究極の生活習慣病である」と考えています。体に良くないものを食べたりすることはもちろん、食べ過ぎや偏った食生活、睡眠不足やストレスなど、私たちは無意識のうちに体に負担をかけつづけてしまっています。がんはこのような悪い行為によって引き起こされた不調が顕在化したものです。**つまり、生活を整え、心身への負担をなくせば、がんになることは防げるのです。**

実際、アメリカではがん患者は減ってきています。日本では未だにがん患者は増えていますが、アメリカでは1991年からがん患者が減少しています。1995年を境に、アメリカと日本のがん死亡率は逆転して、日本のほうが高くなっています。

全がん死亡率と野菜消費量（日米対比）

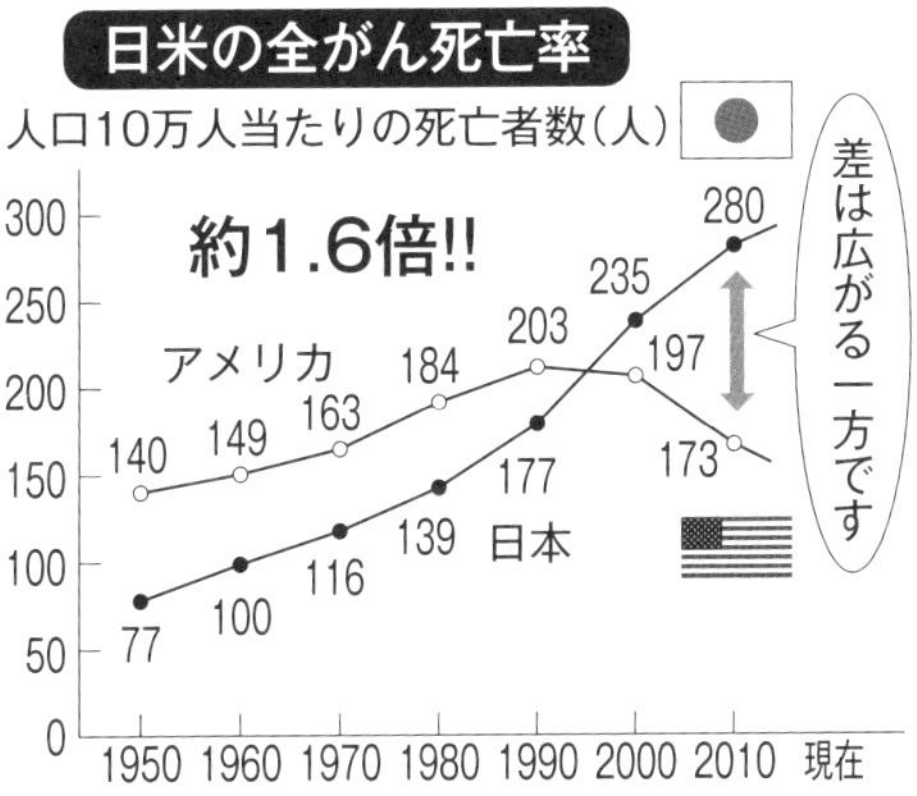

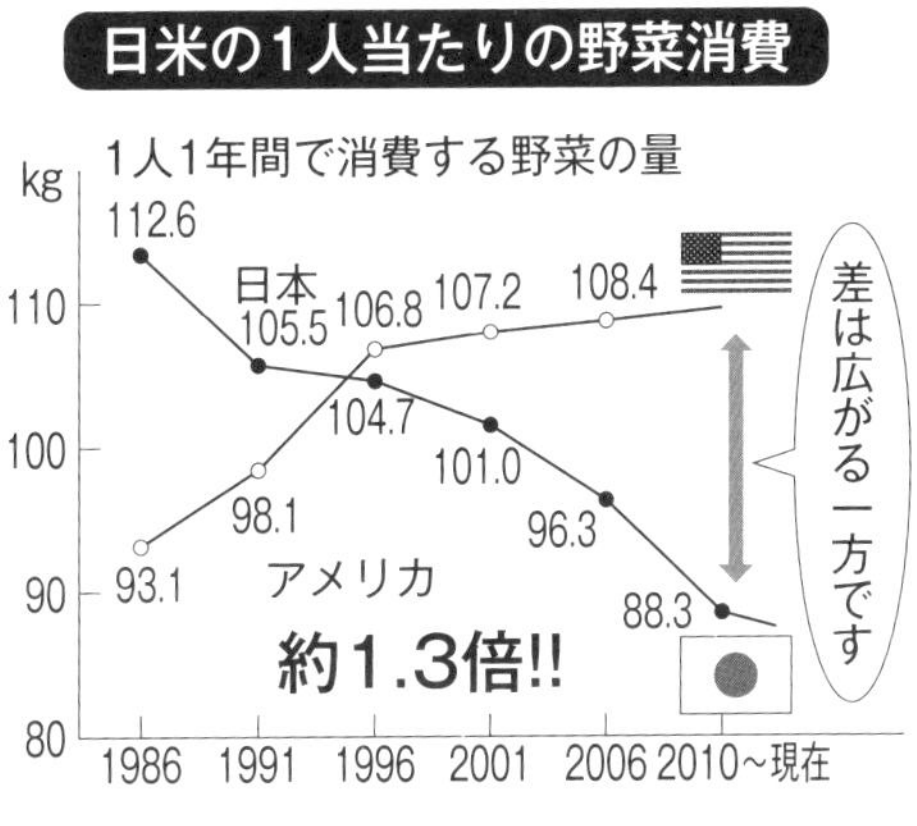

アメリカがん死亡率：1991年ピークで減少!!
がん死亡率：1995年に日米逆転!!
野菜消費量：1995年に日米逆転!!

アメリカ人というとファストフードばかり食べている、食生活が非常に乱れているイメージがありますが、それは大昔のことです。今、アメリカの野菜の消費量は日本を大きく上回っており、上流階級や意識が高い人はかなり意識的に野菜を摂る傾向にあります。ちなみに、1995年に、野菜摂取量も日本はアメリカに抜かれてしまいました。日本の食事は、皆さんが感じている以上に乱れています。

もちろん、病気はさまざまな要因が絡み合ってなるものですので、野菜の摂取量が増大したことだけが、アメリカ人のがん患者数を減少させたと言い切ることはできません。しかし、がん患者数が実際に減少している国（アメリカ）があるのなら、その国で行われていることを同じように行えば、がん患者は必ず減少します。

それでは、どのような生活をすればがんを予防できるのでしょうか。

ヒトの「元気度」を左右するミトコンドリア

がんを予防する生活習慣の話をする前に、人間の体を健康に保つために、大きな役割を果たしているミトコンドリアについて触れたいと思います。

私たちの体は約60兆個もの細胞からできていますが、その60兆個の細胞それぞれの中にミトコンドリアが数百から数千個存在します。なんと、体重の約10%をミトコンドリアが占めています。

実は、中学校の生物の教科書に載っていたのですが、ミトコンドリアがどんな役割をしているのか覚えている人は少ないかもしれませんね。

ミトコンドリアはエネルギーを生み出す器官です。イメージとしては、細胞の中にある発電所といったところでしょうか。

全エネルギーのうち、実に9割はミトコンドリアが作っているのです。

細胞とミトコンドリアの構造

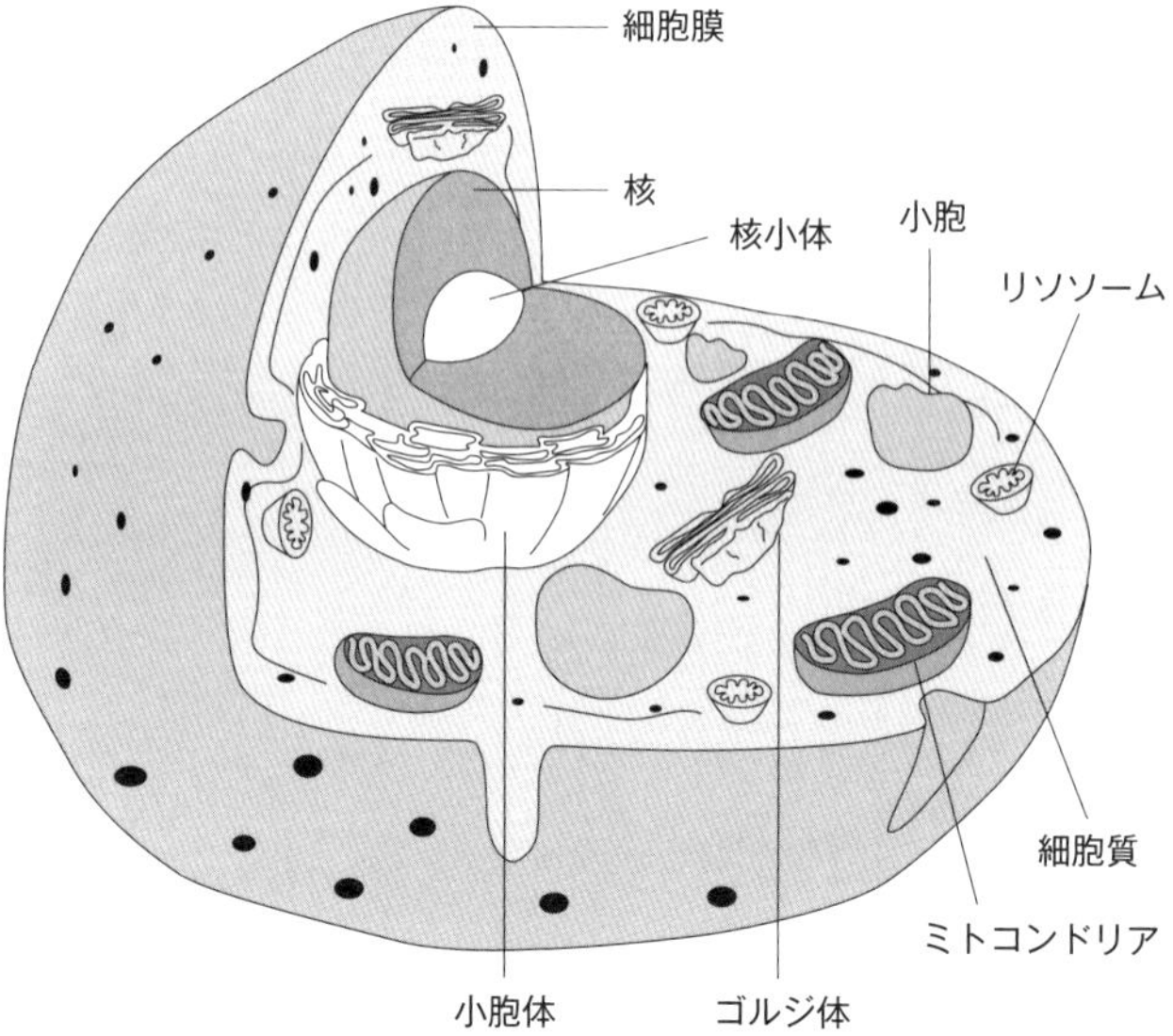

このミトコンドリアは、独自のＤＮＡを持っていて、自身で分裂・増殖をします。ミトコンドリアの数が多ければ多いほどエネルギーを生み出す能力が高くなるので、肝臓、筋肉、脳、心臓などの代謝の活発な（たくさんのエネルギーが必要な）細胞にはより多くのミトコンドリアが存在しています。

病気になってしまった体を修復するのにもたくさんのエネルギーが必要なので、ミトコンドリアを増やすことが、病気に強い体を作ることにつながるのです。

反対に、ミトコンドリアの数が減ったり、機能が悪くなったりすると体に深刻な悪い影響が出ます。

「形の異常」ではありませんので、現代の検査では診断することが困難です。ミトコンドリアが原因で心身の不調が生じ、病院に行って検査をしても、異常を指摘できませんので「異常なし」と診断されます。

ですから、治療を受けることができず、心身の不調を回復することができません。体温が低い、疲れやすい、なんとなく調子が悪い場合などは、ミトコンドリアの機能が低下している「ミトコンドリア病」である可能性があります。ミトコンドリア病は、現代医療では診断や治療が困難であるため、難病指定を受けています。

ミトコンドリアは、人間を老化させる活性酸素の発生を抑制したり、酸化した（錆びた）状態を改善（還元）したりできることがわかっています。つまり、**ミトコンドリアの数が多く、しっかり働いている人は若々しいのです。**

ミトコンドリアの量や機能が肌のハリや艶などの見た目を左右します。

そう聞けば、女性だけでなく皆さんも、ミトコンドリアをできるだけ増やしたいと思うのではないでしょうか。

●ミトコンドリアによる「細胞の自爆」

ミトコンドリアにはエネルギーを生み出すことに加えて、古くなった細胞や問題のある細胞を自分自身で殺して始末する「アポトーシス（細胞死）」というとても大切な役割があります。

「細胞の自爆」という、生き物に最初から組み込まれているアポトーシスというプログラムで、人は自身の体を常により良い状態に保っています。このプログラムの起動にミトコンドリアが深く関わっています。

ミトコンドリアが正常に働いており、アポトーシスのシステムがうまく起動していると、がん細胞など異常な細胞が増殖を始める前に自滅します。ミトコンドリアはシステムの管制官のような役割を担っています。

歳を取ると、細胞中のミトコンドリアの働きが低下し、アポトーシスが間に合わなくなり、がん細胞が増殖をしやすくなります。

がんの発症年齢が中年期以降に多いのはこのためです。

では、ミトコンドリアを活性化して、若く元気に生きていくためにはどうすればいいのでしょうか？

運動するとミトコンドリアが活性化して、ミトコンドリアの数が増えますので、まずは運動することを心がけてください。深呼吸をする、空腹時に運動をする、空腹時間をつくる、太陽光を浴びる、リラックスする、姿勢を整える、睡眠をしっかり取ることによってもミトコンドリアが活性化します。食物繊維（珪素《けいそ》）、鉄、ビタミンB、タウリン、PPQ（ピロロキノリンキノン）を摂取することも大切です。できることを、継続して行い続けることがとても大切です。

Part 3

何を食べればがんを予防できるか

がんの一番の予防は、抵抗力の強い体を作ることです。

体は食べ物でできていますから、毎日の食事を整えることが大切です。

一番簡単な対応は、主食のお米を白米から玄米に変えることです。玄米にはミネラル、ビタミン類が豊富ですし、食物繊維も摂れます。「食物繊維は腸内細菌の栄養となり、その発酵代謝産物が免疫力の要であるT細胞の生成に役立つ」という研究結果もあります。また、白米よりも糖の吸収がおだやかなので、体の糖化を防ぎ、細胞を健全な状態に保ちます。

「アメリカでがんになる人が減ったのは、野菜の摂取量が増えたからでは?」と言われていますが、野菜にも食物繊維がたくさん入っています。また、野菜や果実に含まれるビタミンC、植物油などに含まれるビタミンE、植物特有の成分「フィトケミカル」には、抗酸化作用があり、老化を防ぎます。

アメリカの国立がん研究所が1990年に発表した『デザイナーフーズ計画』では、以下の野菜ががん予防に効果があると推奨されました。データ自体は少々古いですが、予防効果のある食べ物は変わりませんので、ご紹介します。

・重要度が特に高いもの

ニンニク、キャベツ、大豆、ショウガ、人参、セロリ、リコリス、パースニップ

・重要度が中程度のもの

タマネギ、ウコン、お茶、ブロッコリー、カリフラワー、芽キャベツ、トマト、ナス、ピーマン、オレンジ、レモン、グレープフルーツなどの柑橘《かんきつ》類、全粒小麦、玄米、亜麻

・重要度が低めながら効果があるもの

メロン、大麦、キュウリ、ジャガイモ、オレガノ・タラゴン・ローズマリー・セージな

どのハーブ類、アサツキ、カラス麦、ハッカ、ベリー

デザイナーフーズ計画のリストに、日本人の食文化に沿ったものを加えるとしたら「発酵食品」です。味噌、醬油、ぬか漬け、納豆といった日本古来の発酵食品は、腸を整え、良質な腸内細菌を増やします。腸内細菌が多い人は寿命も長い傾向にあります。腸の免疫力を高めるヨーグルト、キムチなど乳酸菌の豊富な食べ物も、リストに加えてください。

腸内細菌については、まだまだ研究途上であり、わかっていないことも多いのですが、細菌の種類が豊富であることが重要であるという説が有力です。さまざまな種類の細菌が生息している様子から「腸内フローラ（フローラはお花畑）」とも呼ばれています。**腸内細菌の多様性を維持するためには、偏食をせず、質のいい、あらゆる食べ物をバランス良く摂取することが大切だとされています。**

いくら体に良いからと言って、単一のものだけを大量に食べるようなことはしてはいけません。ある部分にだけ負担がかかったり、栄養が偏ったりするだけでなく、腸内フローラの多様性を失う原因になるかもしれないからです。

免疫力アップの鍵は「腸活」

私たちの体を守る免疫機能は、その70%が腸に集中しています。腸は食べ物の栄養分を体内に吸収する役割を果たしていますので、腸の粘膜はとても薄く、必要なものを吸収しやすくなっています。食べ物にはたくさんの細菌やウイルスがついているので、体に害をおよぼさないように、腸に免疫細胞が集まっています。**腸が健康な人は概して健康ですが、病気の人はほとんどが腸の働きや状態が悪くなっています。**コロイドヨード療法でも、コロイドヨードを経口摂取する場合、腸の状態が良くない人は治療効果が出にくい傾向にあります。ヨードの成分を吸収する力が弱くなっているためです。

では、腸を健康にし、免疫力を高めるためにはどうしたら良いのでしょうか。答えは良質な腸内細菌を増やすことです。腸の中には実に数百種、数にして100兆個以上の細菌が存在し、種類ごとに寄り集まって腸内フローラを形成しています。便宜上、善玉菌、悪玉菌などと呼ばれてきましたが、実際のところは、多くの細菌が人間にとって良い働きもすれば、悪い働きもすることがわかってきました。**簡単に言えば、腸内細菌にとっていい**

餌を供給すれば良い働きをし、悪い餌を供給すれば悪い働きをするということです。

腸内細菌は、免疫機能をアップさせる、肌の弾性を増す、ビタミン類を産生するなど人間にとってありがたい働きをします。

その一方、「アリアケ菌」と名付けられた腸内細菌は、肥満とともに増え、体を老化させて、がんを誘発するという説が発表されています。

前述のとおり、腸内細菌についてはまだまだわからないことが多いのですが、ヒトと共生関係にある腸内フローラが、健康に大きく関わっていることは間違いありません。

体に良いと言われる食べ物は、時代とともに大きく変わることがあります。重要なことは、「体にいい」という説があるからと、そればかりを食べたりせずに、常にバランス良く、少量ずつでも多くの種類の栄養素を取るように心がけることです。

また、腸内フローラはストレスの影響を受けやすいので、十分な休養も必要です。

「腸を制するものはがんをも制す」と心得ましょう。

●行き過ぎた糖質制限は禁物

近年「糖質制限」がブームになっています。当初は糖尿病の患者さんのダイエット法として火がつきましたが、瞬く間に一般の人にも広がり、「健康に良い」として広く実践されているようです。「低GI（グリセミック・インデックス glycemic indexが低い、食べても血糖の上昇が緩やかな食品）」「ローカーボ（糖質の少ない食品）」などの表示も増えました。

がん治療において、がんの餌である糖質を制限することで、がんの成長・増殖を防ぐという治療法があります。いわば「兵糧攻め」のようなものです。ただし、**糖質は人間活動のエネルギーにもなるものですから、制限しすぎて、病気を治す体力がなくなってしまっては本末転倒です。**

東北大大学院農学研究科が発表した最新の研究では、「過度な糖質制限を行ったマウスは、栄養バランスの良い餌を食べていたマウスよりも寿命が2割弱短かった」という結果が出ています。これは糖質制限によって腸内の特定の細菌が減少したことで老化が早まったためと考えられています。行き過ぎた糖質制限は、寿命を早める可能性があります。

糖質制限は本来、医師の総合的な判断によって行われるべきものですので、特にがんの患者さんは自己判断をせず、必ず主治医に相談してください。

糖分の取り過ぎとがんの関係

過度な糖質制限はNGと言いましたが、だからと言って血糖値をみだりに上げるような食生活はご法度です。

血糖値とは血液中のブドウ糖の割合を示す値ですが、健康診断で「正常」とされる数値は血液1dℓあたり、110㎎以下です。体重が50キロの人の場合、血液量はおよそ40dℓ（4ℓ）、なので、血糖値が110の人は、「血液の中に約5gの糖がある」ということになります。**つまり、血液の中にはほんのわずかな量の糖しか含まれていませんので、たくさんの糖を一度に摂取すると体にとても大きな負担をかけることになります。糖の摂取を控えることが必要なのです。**

ところが、私たちの食べるものは「糖だらけ」と言っても過言ではありません。特に「美味しい」と思うものには多量の糖が入っていることが多いのです。例えば、私のかつての大好物のメロンパンですが、1個に75gもの糖が入っています。コーヒーや紅茶に入れる一般的なスティックシュガー（3～5g）20本ほどの砂糖が、たった1個のメロンパンに入っているのです。メロンパンを1個食べると、血液内の糖の量（約5g）の15倍の糖が体に入ってくることになります。ちなみにコーラ（500㎖）には55gの糖が含まれています。メロンパンとコーラを一緒に摂取したら……。とても恐ろしいことをしていることがおわかりいただけましたでしょうか。

過剰に摂取した糖はどうなるのでしょうか。膵臓が分泌した「インスリン」が、血液内の糖を細胞内に移動させます。血液内の糖の量は減り、血糖値は正常値に速やかに戻りますが、細胞内の糖量は急上昇します。細胞内に入った糖は、ミトコンドリアによってエネルギーに変えられます。余った糖は、体温（37～38℃）によってじんわり温められ焦げてしまい、細胞にとても大きな負担をかけてしまいます。**この糖が焦げる現象を「糖化」といいます。細胞で糖化が起こると、細胞が傷つき、潤いがなくなり、老けてしまいます。**

細胞が傷つくと、分裂時にエラーが起こる可能性が高まります。つまり、糖化が常態的に起こっていると、がんになりやすいのです。

適度な運動はミトコンドリアを増やす

ミトコンドリアを増やすことで老化を防止し、がんを予防できると先に述べました。ミトコンドリアは細胞が「エネルギーが足りない」と感じると増えます。**運動するとエネルギーが消費されるので、ミトコンドリアが増えます。**

運動はなんでも良いですが、無理なくつづけられるものがベストです。ウォーキングやサイクリング、水泳などの有酸素運動がおすすめです。運動によって心肺機能が高まれば、酸素をたくさん取り込めるようにもなります。

有酸素運動とは正反対の運動になりますが、筋トレも効果的な運動です。有酸素運動はある程度の時間が必要になりますが、筋トレの場合は、強い負荷を短時間でかける運動です。

ミトコンドリアをしっかり機能させるには、酸素が必要なので、「深い呼吸を心がける」ことが大切です。

呼吸が浅いと、酸素をたくさん取り込むことができません。

「適度な運動」とはどの程度のものでしょうか。これは運動習慣などで個人差がありま
す。心身を整えるための適度な運動は、筋力と心肺機能を良好に保つ程度の負荷があれば十分です。

おすすめしているのは、年齢問わずに無理なく取り組める「散歩」です。有酸素運動ですし、下半身の筋肉も鍛えられ、体温も維持できます。1日1万歩を目指しましょう。

激しい運動はケガのリスクがありますし、かえって体を酸化させてしまうため、良くありません。

特にオーバーウェイト気味の方は、急に運動を始めると膝、足首などを痛めてしまうことがありますので、無理をしないように心がけましょう。

運動をすると食欲が増進します。

それは良いことですが、食べ過ぎてはいけません。食事によって過剰なエネルギーを摂ると、新たなエネルギーを作り出す必要がなくなりますので、ミトコンドリアが減ります。

肥満傾向の人はミトコンドリアが少ないのです。

「食べてすぐ寝ると牛になる」と言いますが、食後の満腹状態ですぐに横になってばかりいるのは、純粋に体に負担をかけているだけでなく、カロリーを取り過ぎて運動をしな

い状態ですので、ミトコンドリアを増やす観点からも最悪の行為です。食べ過ぎないように気をつけてください。

なお、「寒さを感じる」と、エネルギーを使って体を温めます。つまり、エネルギーを消費してしまうので、ミトコンドリアが増えます。

少しだけ強めの運動を心がけたり、週に1回1食抜いたりするといった習慣をつづけるだけで、2週間もするとミトコンドリアの数が増えていきます。

●姿勢と呼吸を正しくすることで老化を防ぐ

日頃から「正しい姿勢でいる」ことも大切です。

猫背気味の人が多いのですが、前傾姿勢が定着してしまうと肺や内臓に負担をかけ、呼吸が浅くなり、細胞に酸素が行き渡らなくなってしまいます。酸素が不足するとミトコンドリアがエネルギーを作れなくなり、細胞の機能が下がります。そして体温も下がってしまいます。

現代人はスマホやパソコンを常用していることもあって姿勢が悪く、呼吸が浅い人が多くなっています。猫背になって上半身が丸まると、肺や腹部を圧迫するため、深い呼吸ができなくなるからです。

「常に良い姿勢を保ち、深く呼吸をする」ことを心がけましょう。

立っているときは、頭のてっぺんから紐《ひも》で吊られているようなイメージで、上半身を立てるようにしてください。

反り返りすぎると、呼吸がし難くなりますし、腰を痛めます。体のバランスが崩れるので、足を組むのは絶対にNGです。

姿勢が悪い人が、正しい姿勢をするときつく感じるのは、支える筋肉の力が弱いからです。正しい姿勢で立ったり座ったりすると、それに伴って必要な筋肉も鍛えられますので、正しい姿勢を維持することが次第にきつくなくなり、自然に良い姿勢を保てるようになります。

Part 7

体温を上げて免疫力アップ

体温が低い人が増えています、がんになりたくなければ体温を上げる「温活」が必須です。なぜなら、体温が下がると免疫力が低下し、がんになりやすくなるからです。

免疫細胞の活動が下がると、外界から進入したウイルスや細菌を取り逃がしやすくなり、風邪や感染症に罹りやすくなります。細胞の分裂エラーによって生まれた不良な細胞（がん細胞）も取り逃がしやすくなるので、がん細胞が増殖しやすくなります。

体温が下がると胃腸の働きも停滞します。腸には免疫機能が集中しているのは先述したとおりですので、免疫機能がさらに下がってしまいます。

まさに「低体温はがんの元」。体の働きを正常に保ち、がんにならないようにするためには、平熱を高めに保つことがとても大切です。

では、「温活」するにはどうしたら良いのでしょうか。

エネルギーの90％はミトコンドリアで作られていますので、体温を上げるには、ミトコンドリアを活性化することが大切です。筋肉が増えると体温が上がるので、運動とタンパク質の摂取により、筋肉を増やすことが重要です。

呼吸を深くすること、空腹時に運動すること、空腹時間をとること、太陽光を浴びること、リラックスすること、姿勢を正すこと、睡眠をしっかりとること、などを心がけてください。貧血があるとミトコンドリアの活動が下がってしまいますので、貧血の多い女性は特に鉄分の摂取を心がけてください。

自身の意思とは無関係に、心身を整えている「自律神経」を整えることも意識してください。**自律神経は、血管を収縮・拡張させたり、汗を出したりして、体温を調整しています。朝起きたら日光を浴びる、毎日お風呂に入る（湯船につかる）、軽い運動をする、睡眠をしっかりとる、腸内環境を整える、食生活を整える、規則正しい生活をする、自然に触れる、ゆったりする……といったことを心がけてください。**

食生活を整えることも大切です。東洋医学の考え方では、「体を温める食べ物」を摂り、「体を冷やす食べ物」は気をつけて摂るよう、昔からすすめられています。旬の食べ物を食べてください。

ショウガ、ニンニクは体を内側から温める働きがありますので、免疫力を高めるという点で理に適っています。

Part 8

ストレスを甘く見ない

心身へのストレスがつづくことが、がんを発症する大きな原因です。日々の生活では、心身にさまざまなストレスがかかりつづけていますので、自然の中でゆったり生活できるようにならない限り、ストレスをなくすことは困難です。

ストレスが引き起こす病気というと、「胃潰瘍」や「円形脱毛症」などを想起する方が多いと思いますが、それ以外にも「狭心症」や「心筋梗塞」「過敏性腸症候群」「メニエール病」「突発性難聴」など、強いストレスにさらされている人の発病率が高い病気はたくさんあります。生活習慣病の代表格である「糖尿病」の発生因子にもストレスが大きく関わっていることがわかっています。また、心のバランスを失う「うつ病」や、体の調整機能である自律神経のバランスが崩れる「自律神経失調症」も、ストレスが発症原因です。

まさに「ストレスは万病の元」。小さなストレスも、つづくと大きなストレスになってしまいます。ストレスを決して甘く見ないでください。 日々たくさんのストレスにさらされており、ストレスをゼロにすることは困難ですが、ひとつひとつのストレスをほんの少しずつでも小さくしていけば、全体でのストレスを大きく軽減することが可能です。

興味深い例を挙げましょう。健康志向の食生活を目指してベジタリアン（菜食主義者）やヴィーガン（絶対菜食主義者）を実践する人たちがいます。動物性タンパク質を摂らずに健康を維持しようとしています。が、このような方たちががんに罹ってしまうことがよくあります。健康的な食生活をしているのに、なぜがんに罹ってしまうのでしょうか。

ストレスのせいではないかと思います。本当は肉が好きなのに食べないというのは、食事の度に我慢をしているわけですからストレスが溜まりますよね。偏った生活をしているため、友人との付き合いを減らしてしまったり、活動を制限してしまったりして、ストレスが増えてしまっている場合もあります。また、栄養が偏ったり、不足したりしがちです。摂る「野菜の質」も重要です。食べる野菜が農薬まみれで質の悪い物だと、いくら野菜を食べても毒を摂取しているのと同じですから本末転倒です。生野菜ばかりを食べて、体を冷やしてしまっている人もいます。

旬の食品を中心に、種類多く、バランスよく、楽しく食べることがベストです。

食のトレンドも時代によって変わっていきますが、「単に流行っているからやってみよう」ということではなく、自分の心身を整える食生活を心がけたいものです。

Part 9

がんは遺伝子レベルで予防する時代へ

体が健康な時は、もし不良な細胞ができても、自分自身でそれを修復したり駆逐したりするシステムがあります。そのシステムにおいて重要な役割を果たしているのが「がん抑制遺伝子」です。その名のとおり、体内で発生したがん細胞の増殖を抑える役割を担っています。

代表的なものは「p53遺伝子」といって、ダメージを受けたDNA（遺伝情報を伝える物質）を修復したり、アポトーシス（より良い状態を保つためにプログラムされた細胞の自殺死）を促してがん細胞の増殖を抑制したりします。

ほかにも細胞の増殖を抑える「Rb《アールビー》遺伝子」、損傷したDNAを修復する「MLH1遺伝子」など、がん抑制遺伝子は20種類以上も発見されており、これらは医療の現場で治療に活かされるようになってきています。

近年注目を集めているのが、p53遺伝子の特徴を活かした「がん予防」です。がん患者のがん細胞の50～70％で、p53遺伝子の異常が見つかっています。p53の働きが弱くなると、ダメージを受けたDNAの修復機能が上手く働かなくなったり、がん細胞の増殖を抑える機能が低下したりしてしまいます。

そこで、p53遺伝子の異常によってがんが発症した患者に対して、正常なp53遺伝子をがん細胞内に大量投与することによりp53本来の機能を回復させ、がんをアポトーシスに導き、がんによって傷ついた周辺の細胞を回復させます。

TRAIL《トレイル》（TNF Related Apoptosis-inducing Ligand）という「腫瘍壊死因子」は、がん細胞のみをアポトーシスに誘導します。TRAILはNK細胞が放出するため、がん患者さんや免疫機能が下がっている方たちは、TRAILの作用も下がってしまいます。

つまり、p53やTRAILが体内にたくさんあれば、がんを倒す力が強くなります。そこで、ヒトの細胞膜の構成成分から作られた「リポゾーム」と言う微粒子にp53とTRAILを入れ、点滴で補充することによって、がんを予防したり、治療したりすることが行われるようになりました。

点滴は30分ほどで終わります。全身に行き渡らせることができるので、どの部位のがん予防にも効果があります。
現状、最も効果が見込まれるのは、一度がんになった患者さんの「再発予防」です。**がんの摘出手術を行った後の患者さんは「再発したらどうしよう」と不安になるものですが、遺伝子レベルで予防や治療ができるとなると、その不安は一気に軽減するのではないでしょうか。**

また、コロイドヨード療法、ＢＡＫ療法も「がんに強い体を作る」「発病前のがん細胞を除去する」という点で同様の効果があります。

「予防」は治療ではないため、保険がききません。よって全額自己負担となり高額な治療になってしまいますが、いずれも大変効果のある予防法ですので、がんにならない、がんを再発させないために行う価値は充分あると思います。
「がんは予防できる時代」になってきたのです。

エピローグ

医師としての思い

●がん治療に大切なのは「自分軸」

これまで、がん治療の最前線から、日常レベルでできるがんの予防まで、いろいろなことをお話ししてきましたが、患者さんが「自分軸をしっかり持つこと」がとても大切なことだと思います。自分の生き方を見つめ直し、どのように病気と向き合っていくかを考え、自分軸をしっかり持つことができると、病気になったことにより人生が豊かになり、結果として治療成績も圧倒的に良くなります。

世の中にはたくさんの情報があふれています。がんの治療法に関しても、標準治療から、導入されたばかりの先進医療、医学的根拠の希薄な民間療法まで、玉石混交の情報が飛び込んできます。

病気の時は心が弱くなっていますから、手軽そうなもの、即効性のありそうなものに対してはハードルが低くなり、行ってみたくなります。思うような結果がなかなか出なかったり、検査結果が悪かったりすると、治療を始めたばかりにもかかわらず、今やっている治療をやめて、まったく別の治療法に切り替えてしまう方もいらっしゃいます。

もちろん、病気は一日でも早く治したいですし、よりよい治療方法を行いたい、という気持ちはよくわかります。しかし、治療はある程度の期間（少なくとも数カ月間）は継続しないと効果が出てきません。なので、短期間で次々と治療法を変えることは、いい治療結果につながらなくなってしまいます。数カ月ごとに客観的に評価をしながら、治療方法を調整したり、変更したりしていくことがとても大切です。

●私が医師になった理由

ここで少し私自身のことをお話ししたいと思います。

私は小学校3年生の時に突然倒れ、病院に担ぎ込まれました。診断は「潰瘍性大腸炎」。大腸から水分や栄養の吸収ができなくなる病気です。それまで健康そのものだったのに、体重がどんどん減って3分の2ほどになり、1カ月ほど入院治療することになりました。入院している間は、担当医も看護師さんたちもとても親切で優しく接してくれましたので、安心して治療を受けることができました。この時に「こんな仕事っていいな」と思ったのが、私が医療の仕事に興味を持ったきっかけです。

病気になってつらかったことは、成長期に栄養の吸収ができなくなる病気になったことで、体の成長が一時的に止まってしまったことです。それまで身長もクラスで一番高かったのに、一気にみんなに抜かれてしまいました。足も一番速かったのですが、それもあっという間に同級生たちに抜かれました。それまでできていたこと、自信を持っていたことが、病気になったことをきっかけに、ことごとくできなくなってしまいました。心に大きなストレスを負ってしまったのです。自分自身がこのような経験をしたことで、病気になった時、人がどんな精神状態になるのかはよくわかります。病気が体を弱らせるのは当たり前ですが、それと同じか、ひょっとするとそれ以上に、心も弱らせるということを実感しました。

自分が病気をしたことによる体験は、医師として患者さんを診ていく中で、今も役に立っているとても大切な体験です。

この入院の経験がなければ、おそらく私は医師にはならなかったでしょう。それ以降は、大きな病気もせず健康に過ごしていますので、幼い頃に病気にかかったことは、私の人生を決める、まさに「天啓」のようなものだったと思っています。

●外科医としての日々

医師になった私が最初に勤めたのは、愛知県豊橋市の市民病院でした。配属先は外科と救急科。そこは愛知県東部の基幹病院でもあったので、患者さんが途絶えることはありませんでした。

一般に言われている「ブラック企業」のレベルどころじゃないくらい過酷な勤務で、ほとんど病院に住んでいるような状態で勤務していました。ほぼ24時間365日、コール当番です。ですが、早く一人前になりたい私にとっては、魅力的な先輩医師がたくさんいて、たくさんの経験を積める、とても良い職場でした。

外科手術の件数も圧倒的に多いため、若いながらもたくさんの手術に関わらせてもらえ、医師として大切なさまざまな経験をさせていただきました。

医療の現場で、実際に治療に携わらないと気づけないこと、学べないことがたくさんありました。

急変して状態が悪化した患者さんを助けるためには、最善の方法を瞬時に判断して、それを行動に移さねばなりません。

一刻を争う状態です。私は文字どおり、その人の「命運」を握っているわけです。そんな極限状況で自分はどうベストを尽くすか——自問自答、反省を繰り返す毎日でした。「万策尽きて死に直面している患者さん、そのご家族とどのように向き合ったら良いのか」「この人はどうしてこんな病気になってしまったのだろう」といった、治療以外のさまざまなことに関して考えさせられ、学びつづけました。


手術の対象患者のほとんどが、がん患者さんです。外科治療を行いつづけているうちに、「日本で一番がんの治療をやっているところで学んで、世界一の外科医になりたい」と思うようになり、東京のがん専門病院「国立がん研究センター中央病院」で働くことにしました。

●がんと向き合う毎日の中で

国立がん研究センター中央病院は、文字どおりがんに特化した治療機関であると同時に、がんの研究機関でもあります。胃外科、大腸外科、肺外科などのように部位別に分かれて治療を行っています。たくさんの患者さんに対して、同じ部位の手術を専門に行っていますので、手術レベルはとても高いのです。

国立がん研究センター中央病院の食道外科部門は、食道がんの手術件数が日本一でしたので、私はそこに所属させてもらい、食道がん治療を専門に行いました。

労働環境は過酷でしたが、手術のうまい職人的医師、プロ意識の強い看護師、治療を支えるさまざまなスタッフの皆さんの質の高い仕事に触れ、がん治療におけるチームワークの大切さも学びました。メディアには決して出ないので無名ですが、世界最高峰の技術を持った素晴らしい医師がたくさんいて、このような方たちから多くを学べたことは、とても貴重な経験になっています。

がんを克服するには患者さんと、家族を含めた周囲の包括的な医療が必要だということなど、当時者の方々からもたくさんのことを教えていただきました。

医師という職業は「病気を治す」のが仕事です。しかし、多くの患者さんたちの治療を行いながら、病気がその人からいろんなものを奪っていく様子も見てきました。体力や気力であったり、自尊心であったり、お金だったり、時には、仕事や家族までも失ってしまうことがあります。その上、病気は、病気になった本人ばかりか、その家族や周囲の人たちにも大きな負担をおよぼしてしまいます。このような体験を積み重ねていくうちに、私は次第に「病気になってから治す」治療よりも、「病気にならないようにする」予防を目指すようになりました。

●「トータルケア」の視点

食べ方、眠り方、働き方……100人いれば100とおりの生活があります。その中で、人間の個性は形成され、個性を大切にすると幸せな人生を過ごしていけるようになります。ですから「医師は、病気を治すためとはいえ、その人の個性を軽んじるような治療を行ってはいけない」と、私は考えています。

多様な人生に寄り添った医療を提供するためには、西洋医学と東洋医学を合わせた「統合医療」で治療を行うことが大切です。そして、コロイドヨード療法やＢＡＫ療法のように、これまでと変わらない日常生活を送りながらがん治療を行えるのは、私の理想に極めて近いものです。

私が目指しているのは、「死ぬまで人生を楽しく、充実して過ごす」ためのサポート業務です。そのためには「超健康」でなくても構いません。死ぬまで、自分で「歩いて」「食べられて」「ボケない」生活が送れれば、幸せに人生をまっとうできます。

甘いものをどうしても食べたいのであれば食べればいいし、お酒を飲みたいのであれば飲めばいい。もし糖尿病であっても、それと付き合いながら甘いものを食べてもいいでしょう。もちろん、食べすぎたり飲みすぎたりすれば体に負担がかかるので、コントロールしなければいけませんが、「健康のために我慢しすぎない」「病気にならないように人生を楽しむ」のが私の考え方です。

がんになっても同様です。一度しかない人生、長生きすることを目的にするよりも、「良い人生だったな」と心から思えるよう、好きなように楽しむべきだと思います。

がんの治療にはどうしても「つらいもの」「苦しいもの」というイメージがありますが、肉体的にも、精神的にも、最小の負担で全快を目指すことができるようになってきました。

がんになったからといって何も諦める必要はありません。何かを失う不安におびえることもありません。それを可能にしてくれる治療法があります——それが、私がコロイドヨード療法やＢＡＫ療法をおすすめする理由なのです。

これらの新しい治療法が、がんと闘っている患者さんにとって強い武器となることを願ってやみません。

２０１９年11月吉日　佐野正行

2019.10.19　現在

住所	TEL	HP
東京都千代田区麹町4-1-5 麹町志村ビル2階	03-6261-6386	http://jtkclinic.com
栃木県小山市東城南3-12-10	0285-37-9424	https://blue-clinic-aoyama.com
東京都港区高輪4-18-10	03-6447-7818	https://hoshiko-clinic.com
東京都渋谷区渋谷1-16-9 渋谷KIビル3F	03-6861-3600	https://www.sakura-clinic.org
東京都杉並区和田1丁目1番12号 富士見町ペガサスビル3階	03-3382-2200	http://fujimi-cl.com
東京都台東区上野桜木1-10-22	03-5685-2151	https://www.fujimoto-clinic.or.jp
東京都中央区銀座3丁目10-15 東銀2ビル 6階	03-6228-4112	https://gmcl.jp
東京都千代田区六番町6-5 アンドロイドビル2F	03-6256-8448	https://naturalartclinic.com
東京都目黒区鷹番3-12-8 市川学芸大ビル3階	03-6452-2712	
大阪市生野区生野西2丁目3番8号 電気館ビル1階	06-6711-3770	https://www.tanaka-cl.com
兵庫県芦屋市三条南町13-16 ソレイユ芦屋3階	0797-22-5511	https://m-clinic.net
兵庫県芦屋市前田町3-5	0797-22-8000	http://www.jyunseikai.com
鳥取県鳥取市美萩野1-118-4	0857-59-0433	http://yorozu-cl.com
岡山県岡山市南区妹尾840-11	086-282-0812	https://i-saki.com
長野県茅野市豊平3317-1	0266-77-2050	https://lifeclinic-t.jp

本書で紹介した「コロイドヨード製剤」は、ここに掲載されている医療機関のみで取り扱われており、インターネット上で「コロイドヨード」の名称をつけて一般販売されているものとは一切関係ありません。類似品にご注意ください。

日本コロイドヨード研究会
事務局　〒105-0003　東京都港区西新橋1-23-9河野ビル2F 株式会社IMS内
TEL 03-5510-1218　www.ims-rs.com

	研究会員クリニック	専門医	〒
1	医療法人社団知慎会 JTK Clinic	小笠原均	102-0083
2	内藤医院　総合診断治療院	内藤真礼生	323-0829
3	星子クリニック	星子尚美	108-0074
4	医療法人社団桜伸会 さくらクリニック	吉田治	150-0002
5	富士見クリニック	北川亮	166-0012
6	医療法人社団 廣和会 藤本クリニック	藤本和幸	110-0002
7	銀座みやこクリニック	濱元誠栄	104-0061
8	ナチュラルアートクリニック	御川安仁	102-0085
9	メディカルステーションクリニック	齋藤次郎	152-0004
10	医療法人仁善会 田中クリニック	田中善	544-0024
11	医療法人社団甲南回生 松本クリニック	松本浩彦	659-0086
12	広域医療法人順生会 芦屋グランデクリニック	小西長生	659-0071
13	医療法人医新会 よろずクリニック	萬憲彰	689-0202
14	医療法人愛咲会 まえだ診療所	前田裕輔	701-0205
15	ライフクリニック蓼科	麻植ホルム正之	391-0213

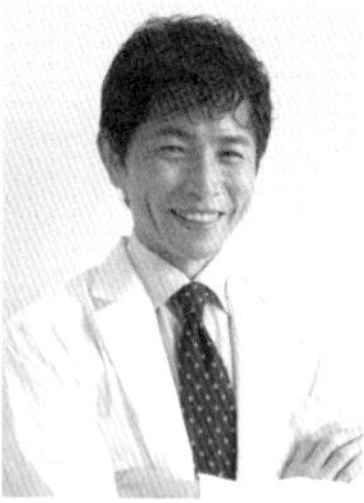

佐野正行
（さの まさゆき）

ナチュラルクリニック代々木 医師／がん専門医

1995年名古屋大学医学部を卒業。名古屋大学医学部附属病院腫瘍外科を経て、2003年国立がん研究センター中央病院外科で勤務。専門は内科、外科、心療内科、産業医。消化器外科医として3000人以上の患者の手術に携わり、究極の生活習慣病である「がん」に対する治療を実践しつづける。常に患者の心身に寄り添い、最適な治療法を提案している。自己免疫力を高め、「自然治癒力を最大限に引き出すことががん治療の基本」という理念の下、医療活動に従事している。

ナチュラルクリニック代々木
公式HP→http://www.natural-c.com/
佐野正行 公式HP→http://dr-masa.com/

佐野正行医師よりメッセージ

「これまで、がんと言えば〝不治の病〟を連想し、治療には耐え難い苦痛やさまざまな副作用が伴うものと恐れられてきました。しかし最近になり、手術療法・放射線療法・化学療法（抗がん剤）の三大治療以外にも、人間が本来持っている免疫力を回復させ、がん細胞のみを破壊する『コロイドヨード療法』など、新しい統合療法が出てきました。どうか諦めないでください。そして正しい知識を手にしてください。そのために主治医や本書で紹介した病院などに相談してください。私も皆さんからの相談をお待ちしています。そして体調やがんの状態に合わせた治療法を提案します。どうか自分ひとりやご家族だけで悩まないでください。がんが『不死の病』になる日は遠くないのですから」

心身に優しく笑顔もよみがえる
最先端のがん免疫療法

2019年12月10日　初版発行

装　丁　　相羽裕太（株式会社　明昌堂）
構　成　　美馬亜貴子／菅野徹
校　正　　玄冬書林
協　力　　若林優子
編　集　　岩尾雅彦（ワニブックス）

発行者　　横内正昭
編集人　　青柳有紀
発行所　　株式会社ワニブックス
〒150-8482
東京都渋谷区恵比寿4-4-9えびす大黒ビル
電話　03-5449-2711（代表）
03-5449-2716（編集部）
ワニブックスHP　http://www.wani.co.jp/
WANI BOOKOUT　http://www.wanibookout.com/

印刷所　　株式会社　美松堂
DTP　　株式会社　明昌堂
製本所　　ナショナル製本

定価はカバーに表示してあります。
落丁本・乱丁本は小社管理部宛にお送りください。送料は小社負担にてお取替えいたします。ただし、古書店等で購入したものに関してはお取替えできません。

ISBN 978-4-8470-9791-1